BLUE LIGHT IMAGING AND PATHOLOGICAL CONTRAST ATLAS
OF EARLY UPPER GASTROINTESTINAL CANCER

上消化道早癌
蓝光成像与病理对照图谱

主 审 李兆申　　主 编 王东 施新岗 高莉　　**副主编** 高杰 安薇

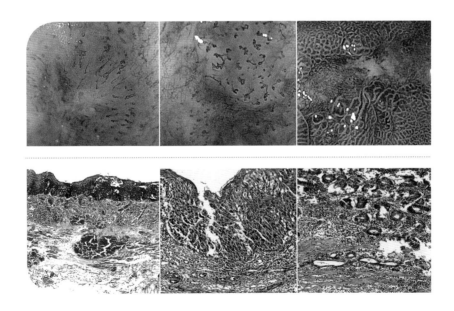

上海科学技术出版社

图书在版编目（CIP）数据

上消化道早癌蓝光成像与病理对照图谱 / 王东，施新岗，高莉主编. —上海：上海科学技术出版社，2019.2

ISBN 978-7-5478-4300-0

Ⅰ.①上… Ⅱ.①王… ②施… ③高… Ⅲ.①消化系肿瘤－内窥镜检－图谱 Ⅳ.①R735.04-64

中国版本图书馆CIP数据核字（2019）第010956号

上消化道早癌蓝光成像与病理对照图谱

主 编　王 东　施新岗　高 莉

上海世纪出版（集团）有限公司
上海科学技术出版社　出版、发行
（上海钦州南路71号　邮政编码200235　www.sstp.cn）
上海雅昌艺术印刷有限公司 印刷
开本 787×1092　1/16　印张 13.5
字数 200千字
2019年2月第1版　2019年2月第1次印刷
ISBN 978-7-5478-4300-0 / R·1765
定价：148.00元

内容提要

　　本书以病例的形式，通过将LASEREO系统图像与病理检查所见进行对照，具体展示了各型上消化道早癌的内镜特征，读者可以直观地学习、掌握上消化道早癌的内镜诊断与分型。

　　本书以海军军医大学附属长海医院消化内科收集的上消化道早癌的典型LASEREO系统精查图和内镜黏膜下剥离术（ESD）术后病理切片为素材，绘制早癌诊断图谱及病理还原图，分类介绍上消化道早癌的内镜下表现，并与病理检查所见对照，以提高消化内镜医生对上消化道病变性质及病理类型的认识。针对有争议的病例，邀请国内知名的内镜专家和病理专家共同讨论，进行点评，尤其是在病理方面。部分病例分别根据WHO标准和日本标准给出不同的诊断，以供内镜医生学习和参考。

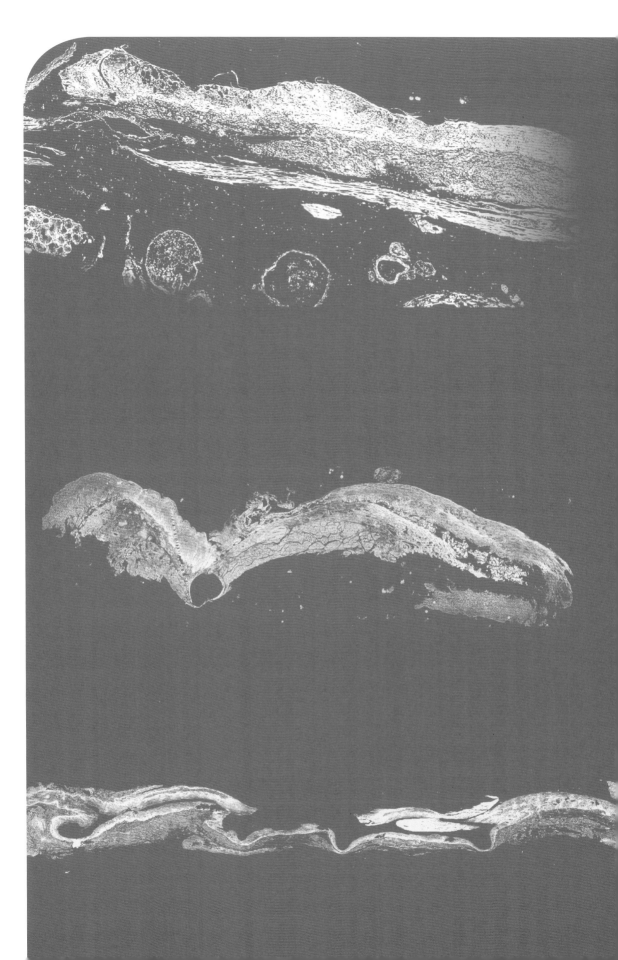

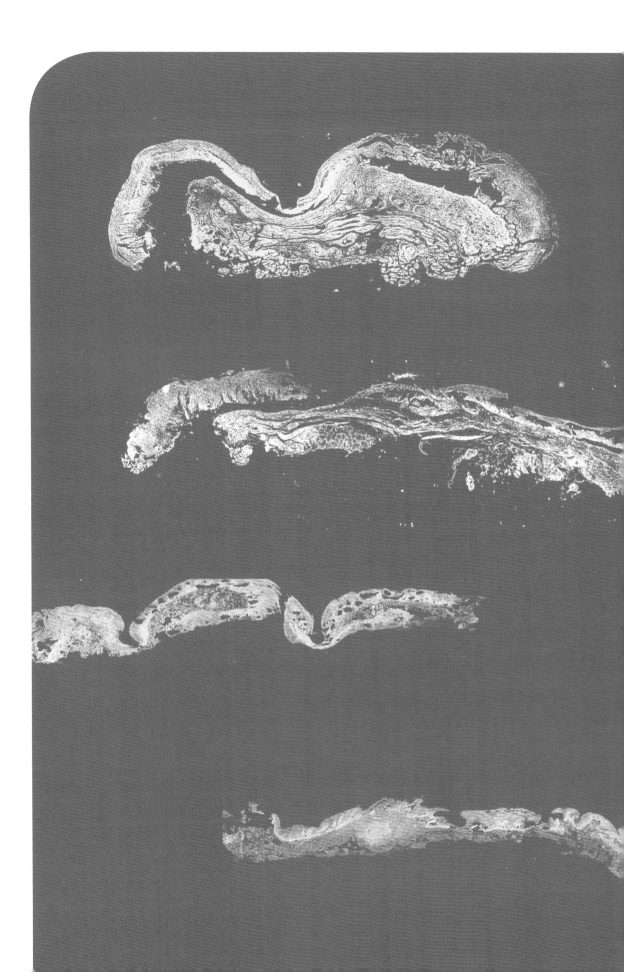

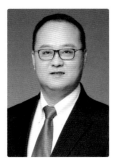

王东 Dr. Wang Dong
医学博士后

- 海军军医大学附属长海医院消化内镜中心　　**副主任**
- 海军军医大学附属长海医院消化内科　　**主任医师、教授**
- 海军军医大学　　**硕士研究生导师**
- 上海理工大学　　**硕士研究生导师**
- 中华医学会消化内镜学分会NOTES学组　　**副组长**
- 中国医师协会内镜感染控制及管理专业委员会　　**副主任委员兼秘书长**
- 中国中西医结合学会消化内镜专业委员会　　**副主任委员**
- 中国中西医结合学会消化内镜专业委员会内镜质控专委会　　**主任委员**
- 中国医师协会内镜医师分会结直肠肿瘤专委会NOTES分会　　**副主任委员**
- 中国中西医结合学会消化内镜专业委员会EUS专委会　　**委员**
- 上海市中西医结合学会ERCP学组　　**副组长**
- 中国研究型医院学会内镜分子影像学专业委员会　　**副主任委员**
- 中国健康促进基金会消化内镜发展专项基金管理委员会　　**委员**
- 泛亚消化内镜联盟设备开发部　　**部长**
- 中国抗癌协会胃癌专业委员会内镜学组　　**委员**
- 上海市医学会消化内镜专科分会食管胃底静脉曲张分会　　**委员兼秘书**
- 上海市医师协会消化内科医师分会　　**委员**
- 《中华消化内镜杂志》　　**编委**
- 《中华消化病与影像杂志》(电子版)　　**编委**
- 澳门肝病胃肠学会　　**学术顾问**

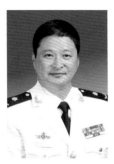

施新岗 Shi Xingang

医学博士

- 海军军医大学附属长海医院消化内科　　**副主任医师**
- 上海市消化内镜学分会消化道早癌 ESD 治疗学组　　**副组长**
- 上海市抗癌协会消化内镜专业委员会　　**常委**
- 中华医学会消化内镜学分会外科学组　　**委员**
- 中华医师协会内镜医师分会消化内镜专业委员会　　**委员**
- 中国医学装备协会外科医学装备分会内镜装备专委会　　**委员**
- 日本国立癌症中心、东京大学附属病院　　**访问学者**

　　擅长消化道早癌（食管、胃、结肠）内镜黏膜切除术和内镜黏膜下剥离术；贲门失弛缓症经口内镜下食管下括约肌切开术；消化道狭窄、消化道出血、胆总管结石、胆源性胰腺炎、慢性胰腺炎及各种原因的梗阻性黄疸内镜微创诊疗；肝内胆管原发、残留及复发结石的经皮经肝内镜治疗。

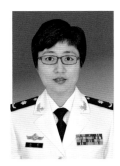

高莉 Gao Li

博士

* 海军军医大学附属长海医院病理科　　**副主任医师、副教授**
* 上海市医学会病理分会青年委员会　　**副主任委员**

　　长期从事细胞病理诊断、消化道早癌病理诊断工作，曾作为病理专家参与制订《中国早期胃癌筛查及内镜诊治共识意见（2014）》。

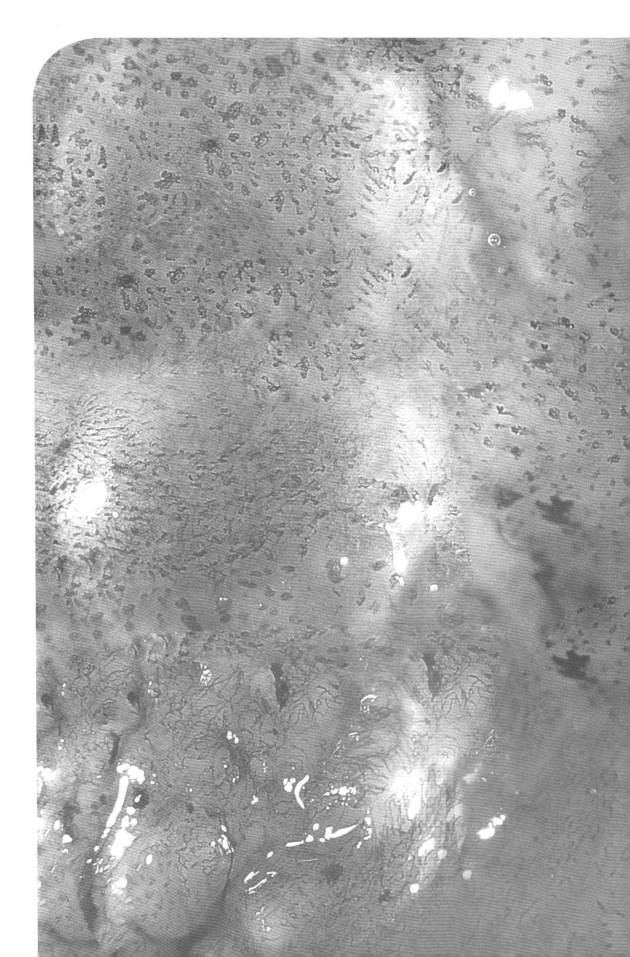

近年消化内镜事业在中国发展迅速，在经内镜逆行胰胆管造影术（ERCP）、超声内镜（EUS）、内镜下黏膜剥离术（ESD）等各方面都取得了巨大进步，在国际上也占有一定地位。但与此同时，消化道早癌的诊断在我国尚存在很大问题。我国人口众多，发病人数众多，还存在有很多消化道肿瘤的高发区，如我国每年胃癌的新发病例和死亡病例数都接近全球病例数的40%，与日本和韩国相比，我国的早癌发现率还非常低。我国消化道早癌诊疗之路任重而道远！

当前我国存在的问题之一是重治疗轻诊断，热衷于手术切除早癌，对如何去发现更多早癌不感兴趣。就目前我国现状来说，发现早癌更加重要。发现一例早癌，挽救一个生命，幸福一个家庭，强盛一个民族。要真找癌，找真癌。

如何提高消化道早癌的发现率是当前面临的主要难题：我国高危人群数量多，内镜医生数量少，任务重。除了在早癌筛查的各个环节认真执行相关规范，还需要掌握先进的诊断技术和设备。LASEREO系统采用了新型激光光源，具有能特征性地显示肿瘤特征的蓝光成像（BLI）观察模式和独特的联动成像（LCI）观察模式，具有亮度高、细节分辨率强的优点，是广大内镜医生诊断早癌的有力武器。

本图谱中病例均采用BLI技术诊断。本书对消化道早癌进行蓝光成像加放大，与ESD术后病理进行对照，明确内镜所见图像与病理特征的对应关系，帮助广大内镜医生掌握特殊光放大内镜图像的特点，明确病变性质及进展程度，可为提高我国消化内镜精查、诊断早癌水平提供帮助。

中国工程院院士

2018年9月

　　我国是消化道癌的高发区，其中食管鳞癌、胃癌每年新增病例和死亡病例约占世界一半，大肠癌的发病率也逐年升高。大多数消化道恶性肿瘤患者诊断时已处于进展期，导致治疗效果差、生存期短、医疗费用高等情况发生。如果能在癌前病变和早癌等阶段进行早期诊断，就能通过内镜或外科手术进行早期治疗，甚至可以根治肿瘤，提高患者的生存率。

　　以往一直将浸润性生长的异型增生上皮定义为癌，胃肠肿瘤学界试图在浸润阶段战胜癌。任何黏膜浸润性病变（pM2/3）必然会经历非浸润性前期病变。因此，日本根据细胞学标准（即严重异型增生的上皮细胞）对癌进行了定义，从而在浸润前进行早期诊断。在日本，胃肠肿瘤学强调早癌经切除必然会治愈的理念，而内镜诊断则用于检测最早期、几乎不可见的上皮内瘤样病变。因此，在日本的许多医学研究中心，目前超过70%的胃肠肿瘤均被诊断为早癌，而在中国这一比例要低得多（＜10%）。

　　近20年来，我国的内镜技术飞速发展，目前我国的内镜下治疗水平已经发展得相对成熟，与日本等发达国家相比差距不明显，但是在早癌的诊断方面，我们还相差甚远。众所周知，诊断必须先于治疗，这是一条经典的临床原则，治疗的成功一半归功于术前诊断和决策能力。虽然目前大家的早癌诊断意识普遍增强，人们对早癌的诊断也越来越重视，但就目前看来，我国消化道早癌，尤其是上消化道早癌的诊断水平，仍与日本等发达国家有差距。

　　近年来，随着内镜设备的发展，早期发现和早期治疗消化道肿瘤已经成为可能，尤其是近几年国内医师对消化道早癌诊治的热情很高，很多基层医院的医师也在开展早癌的诊治工作。但是消化道早癌的诊治水平仍然参差不齐，甚至对某些问题的认识还存在偏差。因此，我们收集海军军医大学附属长海医院消化内科的LCI/BLI诊断上消化道早癌典型病例图片以及病理分析资料，组织国内知名专家进行点评，为广大的内镜医生，尤其是年轻的内镜医生提供实例学习资料，希望可以帮助内镜医生提高上消化道早癌的诊断水平。

　　本书所有病例均选自海军军医大学附属长海医院消化内科ESD手术病例，每例病例术前行胃镜精查，留取病变部位的白光、LCI以及BLI放大观察的图片，加以分析，有条件的病例均绘制病理复原图，并根据ESD术后的病例复原图将内镜放大的图片与术后病理切片图相对照，为内镜医生提供最直接的学习资料，帮助其提高诊断水平。本书特别重视早期胃癌的诊断，因早期胃癌的诊断与食管癌相比有一定难度，尤其是分化程度和浸润深度，仅凭BLI放大内镜来判断难以实现。因此，我们努力将内镜图与组织病理切片图相对照，提供第一手资料，希望可以给大家分享更多早期胃癌诊断的临床经验。

2018年9月

目录

第三章

LCI/BLI
观察**胃部**早癌
病例分析

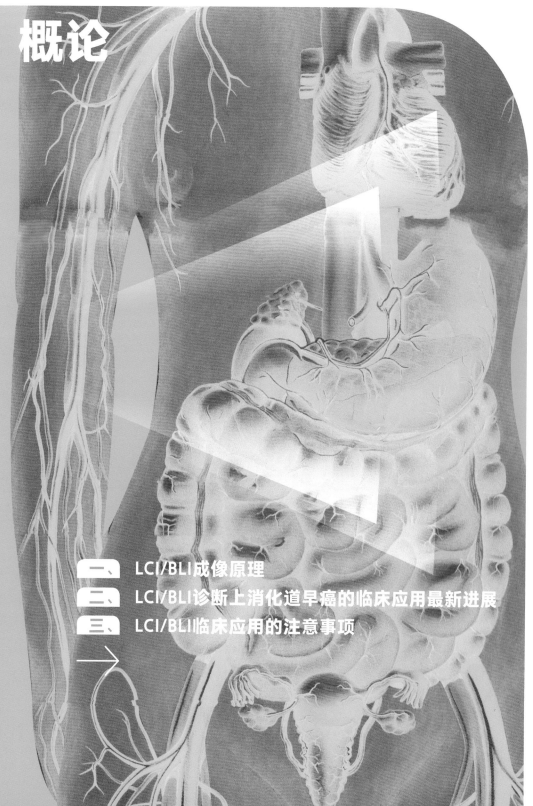

第一章

LCI / BLI

概论

一、LCI/BLI成像原理

二、LCI/BLI诊断上消化道早癌的临床应用最新进展

三、LCI/BLI临床应用的注意事项

1. 蓝光成像技术（blue laser imaging，BLI）成像基础

BLI是基于血红蛋白对光的吸收特性以及黏膜对光的反射特性，形成观察、诊断表面微细血管和深层血管的内镜成像技术。

短波长的光易被血液中的血红蛋白吸收，被吸收后血管呈现的颜色为暗色，与周围组织形成对比，从而突出血管的形态。由于消化道黏膜表面有丰富的腺管结构，腺管周围又遍布丰富的毛细血管，所以通过短波长使微细血管和腺管形成强烈的对比度（图1-1-0-1）。

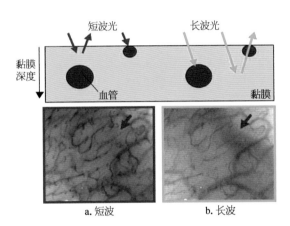

图1-1-0-1 黏膜对光反射特性

2. BLI成像原理

LASEREO系统采用两种不同波长的激光，白光用激光（波长450 nm）及BLI用激光（波长410 nm）。白光用激光通过荧光体，激发成全光谱、明亮度较高的白光照射在黏膜上，呈现颜色自然、明亮、清晰的图像，反映黏膜全层的信息。BLI用激光直接照射在黏膜上，实现窄带光观察，呈现的窄带光图像能够突出黏膜表层的微血管及微结构的对比，从而实现对病变细微结构的观察（图1-1-0-2、3）。

LASEREO系统通过调整两束激光的发光强度比率，并联合系统对图像的特殊处理技术，实现不同的观察效果；LASEREO系统可提供5种观察模式，即白光、LCI、BLI-bright、BLI、FICE（图1-1-0-4）。

3. LCI成像原理

LCI模式在BLI-bright成像基础上，同时加入红色强调信号，实现LCI的特殊观察模式；和传统的内镜图像红色强调不同，LCI是采用窄带光加上红色信号处

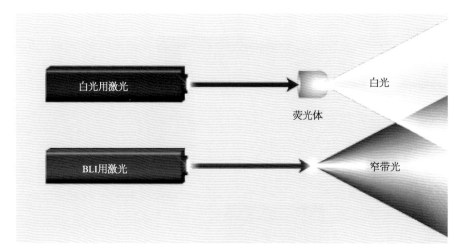

图 1-1-0-2　BLI光源组合

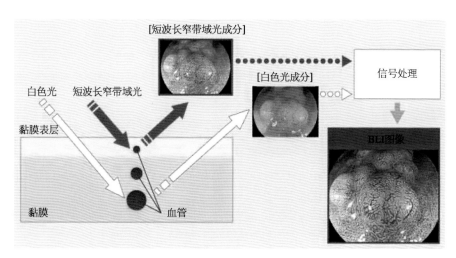

图 1-1-0-3　BLI成像原理

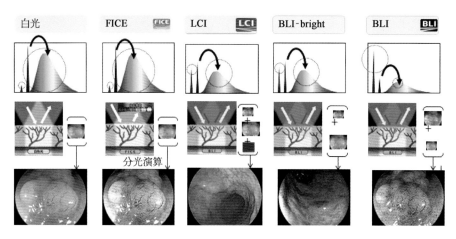

图 1-1-0-4　LASEREO搭载的光学观察模式及图像

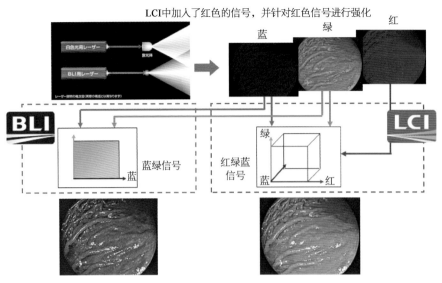

图 1-1-0-5 LCI成像原理

理成像，所以既可提供窄带光已有的对于黏膜血管及腺管结构的凸显，又可提供对于黏膜发红部位的强调，将红色区域的颜色分离得更好（见图1-1-0-5）。

4. LASEREO系统的观察模式

（1）白光模式：光源以白光用激光为主，拥有和富士以前系统（氙灯光源）同等的色调，由于是激光光源，图像的锐利度比氙灯光源更高。

（2）FICE模式：通过对白光的RGB三原色输出信号进行分光图像处理，然后将特定波长的图像选出并组合，对血管、表面结构进行强调，从而分析得出最终的内镜图像（图1-1-0-6）。FICE模式下对背景黏膜的情况、病变的表面形状及病变的色调都可以通过自由波长的设置，来获得血管、表面构造清晰明亮的图片。

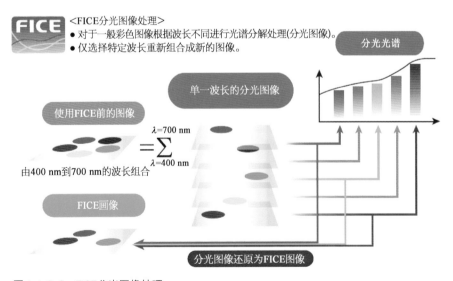

图 1-1-0-6 FICE分光图像处理

（3）LCI模式：正常黏膜在LCI下比白光中的颜色更浅，而当有炎症发生时，LCI能够加深病变区域的颜色，使得正常与非正常组织的对比度更加明显，提升了病变区域的识别度。从而可以有效提升消化道疾病的筛查能力，为医生进一步诊断病变明确目标，同时可实现靶向活检、减少活检数（图1-1-0-7）。

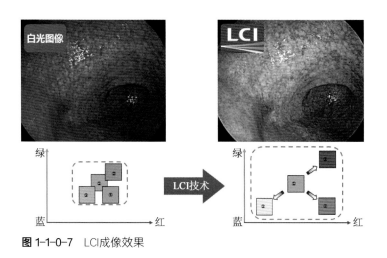

图1-1-0-7 LCI成像效果

（4）BLI-bright（BLI-brt）模式：通过白光用激光和BLI用激光同时进行平衡的照射，在实现窄带光观察的基础上，提高图像的明亮度，在中远景下也可以有效强调血管形态和黏膜表面结构形态。

（5）BLI模式：光源以BLI用激光为主，略微增加白光用激光，可以清晰有效地强调黏膜表层的血管形态和黏膜构造。BLI模式结合光学放大观察，可以清晰显示消化道黏膜腺管开口和微血管结构的变化，结合染色内镜或窄带成像或多带成像，能进一步提高消化道微小病变的早期诊断率。

表1-1 五种观察模式的特点

模式	观察目的	激光强度		特征优势	临床应用范围
		白光用激光	BLI用激光		
白光	常规	强	弱	高清晰图像质量，比氙气灯光源系统更明亮/立体	进镜观察，常规检查
BLI-brt	黏膜微血管表面微结构	中弱	中强	相比于BLI模式，增强了白光强度，图像明亮度更高	中/远距离观察；病变筛查及病灶范围判断
BLI	黏膜微血管表面微结构	弱	强	对血管和表面结构对比度的强调最明显	近距离+放大观察；明确病灶性质、确定早癌分型
LCI	黏膜微血管表面微结构+色彩强调	中弱	中强	高亮，血管能被渗透性观察，对消化道异常发红起到强调作用	远距离观察，提高炎症、Hp感染等的识别度；早癌筛查
FICE	黏膜微血管表面微结构	强	弱	相比于白光，强调了血管和表面结构	中远距离观察，提高病变的识别度

综上所述，LASEREO系统联合白光观察用激光及窄波段观察用激光两种波长不同的激光，凭借激光光源的图像特性具有更加明亮、清晰、层次感的优点，更加清楚、准确地观察黏膜表层微细血管及黏膜表面腺管形状，提高了消化道早癌等病变部位的可辨识度，为消化道病变精确诊疗带来更多可能性。

二、 LCI/BLI诊断上消化道早癌的临床应用最新进展

上消化道恶性肿瘤，包括食管癌和胃癌在我国发病率和死亡率都位居前列。但就目前而言，大部分上消化道肿瘤一经发现已为中晚期，患者预后差。要提高上消化道早癌的检出率，除了医生的临床经验外，先进的内镜技术也是重要的组成部分。而目前，内镜技术的不断更新也使得上消化道早期肿瘤的诊断变得更为容易。

上消化道早期肿瘤的诊断步骤主要由筛查和精查组成，筛查主要是对高危人群进行胃镜检查，发现可疑病变。发现可疑病变后，再用色素放大内镜进行精查，明确病变性质并指导下一步治疗。而LCI/BLI在上消化道早期肿瘤的诊断中发挥着不同的作用，可提高上消化道早期肿瘤的诊断效率。首先，LCI是在BLI-brt模式基础上加入红色信号，使得黏膜颜色对比更为强烈，以帮助我们更快地发现可疑病变。而由于LCI模式的亮度高，用于观察食管可形成反光，而影响观察。所以，LCI模式主要用于胃的观察。

根据目前的文献报道，相对普通白光内镜而言，LCI模式在早期胃癌、萎缩性胃炎、肠上皮化生和幽门螺杆菌感染的诊断中有更大的优势。有日本学者收集了60个患者的LCI和白光图片，其中30例是幽门螺杆菌感染，然后将两组图片给4位内镜医生判断，分析哪一图片更容易诊断出幽门螺杆菌感染，结果显示由于LCI的色彩强调效果，在LCI模式下内镜医生更容易诊断幽门螺杆菌感染。虽然目前尚缺乏LCI模式诊断早期胃癌的大数据研究，但是已有较多文献报道LCI模式可帮助内镜医生更容易发现可疑的肿瘤性病变，尤其是平坦型病变。目前的大部分文献主要对LCI模式成像的图片特征进行研究，大多数研究者主要是回顾性分析早期胃癌的LCI图片，并与白光或者BLI-brt比较，统计图片的色素值差异，从而得出相应结论，认为与白光相比，LCI图片的像素特征鲜明，更容易引起内镜医生的关注，使内镜医生更容易发现病变。例如：有研究纳入43例早期胃癌病例，分别用WLI、BLI-brt和LCI观察病灶并留取病灶及病灶周围正常黏膜的图片，分析图片的颜色值，结果显示LCI模式的图片病灶与病灶周围正常黏膜的颜色值差异最大，也就是说LCI模式下病灶与周围正常黏膜的颜色对比更强，可使内镜医生更容易发现病灶。LCI模式下早期胃癌的图片颜色特征还不明确，但目

前人工智能正飞速发展，将来我们可借助人工智能和大数据的临床研究获得早期胃癌LCI图片的特征，使内镜医生对于早期胃癌的判断越来越准确。

LCI用于胃癌的筛查，一旦LCI发现病灶则需要用BLI-brt和BLI放大进行胃镜的精查，明确病灶的性质和病灶的边界，以指导下一步治疗。BLI-brt用于中远距离的观察，可帮助判断病灶的边界和形态，尤其在食管的观察中，可采用BLI-brt模式进行筛查，当黏膜出现明显的深褐色改变时便提示可疑病变，进一步用BLI放大观察黏膜表面IPCL，可基本明确诊断。就目前来说，BLI放大内镜对于早期食管癌或者早期胃癌的诊断的正确率达到90%以上。虽然与NBI成像原理基本相同，但BLI采用激光光源，获得的图像细节与NBI图片略有差别，对于黏膜表面的血管细节显示不同，因此两种光源对于相同病灶的判断标准可能会有差别，但目前来说仍旧使用统一标准，并不影响医生对病灶性质的判断。BLI联合放大内镜观察可疑病变时，需要重点观察的首先是病变表面微结构，其次是病变的边界，最后判断病变的浸润深度。有文献分析了BLI放大内镜拍摄的早期胃癌图片，结果认为BLI放大观察病灶部位表面微结构可以初步判断病灶性质、病变的分化程度；并且BLI放大观察可以帮助内镜医生画出病变清晰的边界线，以拟定下一步治疗方案。就目前来说，BLI放大观察食管黏膜，根据病变部位表面IPCL分型，可以较为准确判断病变浸润深度，但对于胃黏膜病变仅凭BLI放大内镜观察难以明确病变浸润深度，要判断病变浸润深度，尚需要结合病变大体形态及病变充气相和吸气相的形态变化来综合判断。

总之，LCI/BLI激光内镜在上消化道早癌的诊断中有重要作用，LCI主要用于早期胃癌筛查，而BLI放大内镜则用于可疑病变的精查。LCI对于早期胃癌的筛查效率目前尚无大数据研究支持，随着对LCI认识的加深和病例的积累，LCI在早期胃癌筛查中的作用会逐步凸显出来。同时，也会给我们提供一个有效的筛查手段。而BLI放大内镜可以提供清晰的图像，未来也会有BLI的统一分型，使我们对于病灶的判断，尤其是对浸润深度的判断更为精确。

三 LCI/BLI临床应用的注意事项

LCI/BLI内镜的使用方法与普通白光内镜使用有所不同，主要注意以下几点。

1. 不同模式的选择

根据不同部位的病变和不同的检查需求，选择相应的模式进行观察，例如：食管通常选用BLI-brt模式或者BLI模式进行观察，而对于胃黏膜的观察则建议首先选用LCI模式进行远距离观察，然后再用BLI-brt模式进行可疑病灶边界的观察，最后选用BLI进行近距离放大观察。

2. 光源亮度的调节

一般来说激光内镜在进行投入临床使用之前，无须再进行额外的调试，但是通常在初次使用LCI/BLI内镜时根据内镜医生的个人使用习惯的不同，可以对光源的亮度进行适当的微调，以更清楚地显示病变。

3. 关于放大的使用

激光内镜的放大按钮是按键式的逐级放大，在最初使用时需要注意，不宜将按钮直接放大至最大，而应该首先对准病灶，然后逐级放大。在放大过程中控制好观察距离，随时调整，以达到最清晰的观察效果。

观察**食管**早癌病例分析

一 食管观察要点

二 食管典型病例分析

1. 检查流程

食管为管腔结构，对内镜亮度要求较低，直接采用BLI模式可更好地观察食管黏膜表面微血管以及黏膜下深层静脉结构，更有助于发现可疑病变。当发现可疑病变时采用BLI+放大模式，可清楚显示病变黏膜表面微血管结构，以判断病变性质和浸润深度，必要时可进一步行卢戈液染色，判断病变范围。因此，对于食管病变的观察，建议以BLI模式为主，并结合白光、BLI-brt、BLI+放大对病变进行诊断。

2. 观察要点

电子色素内镜的应用使早期食管癌的诊断变得相对简单，医生在观察时首先需要注意观察病灶的大体形态，有明确溃疡或者明显黏膜隆起的病灶大多都呈浸润性生长；早期食管癌在普通白光内镜下较多呈现为平坦病变，表面发红，局部黏膜呈现结节状或者糜烂，边界清晰。其次，在发现可疑病灶后，转为BLI观察模式，病灶颜色呈茶色，进一步放大观察可基本明确病灶性质。需要特别指出的是，所有的肿瘤性病变均有清晰的边界，如果无法分辨病灶的边界，对于病变的诊断需要重新考虑。目前，BLI模式下食管表面IPCL分型主要采用日本食道学会AB分型（表2-1）。

表2-1 日本食道学会AB分型

Type A：轻度的，血管形态无变化
轻微的，看不到乳头内毛细血管（intra-epithelial papillary capillary loop，IPCL）的变化
Type B：深度的，血管形态有变化
B1：扩张、形态扭曲、口径不同、形状不均一，全部显示Loop样的血管异常　EP/LPM
B2：缺乏循环状，血管异常　MM/SM1
B3：高度扩张不规则的血管※　SM2以上
无血管区域（avascular area，AVA）——无血管：被type B血管包围，无血管区域或粗血管区域称为AVA；未满0.5 mm的为AVA-small；0.5 mm以上3 mm以下的为AVA-middle；3 mm以上的为AVA-large。但是，只有B1血管构成的AVA无论大小，都相当于T1a-EP/LPM。※：约B2血管的3倍以上，血管直径超过60 μm的不规则血管

以上为目前食管统一分类，可根据食管黏膜表面IPCL形态和分布初步判断病灶性质和浸润深度。

食管典型病例分析

病例 1　0-Ⅲ型

性别：女
年龄：75岁

主　诉	反复胸痛10年
病变部位	食管
巴黎分型	0-Ⅲ型
内镜诊断	食管溃疡（性质待定）
内镜型号	EG-L590ZW（富士胶片）

＞ 内镜所见

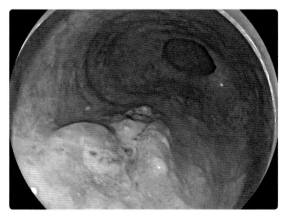

图 2-2-1-1　白光观察，食管左侧壁有一溃疡性病变，周围略有隆起，形态呈条状，边界清晰，周围黏膜尚正常

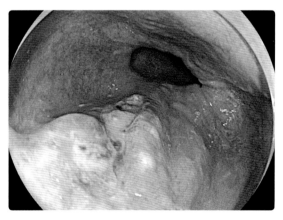

图 2-2-1-2　LCI示溃疡边缘部分黏膜呈紫红色

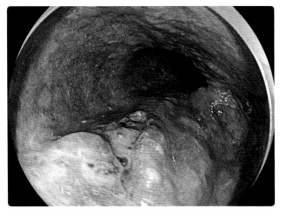

图 2-2-1-3 BLI可见溃疡边缘黏膜颜色稍有加深，血管形态欠清晰

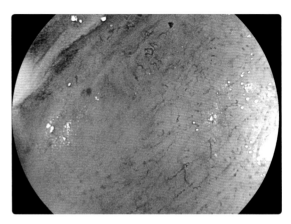

图 2-2-1-4 进一步放大观察，可见溃疡边缘少量扭曲及扩张的IPCL

▶ 大体标本与病理切片

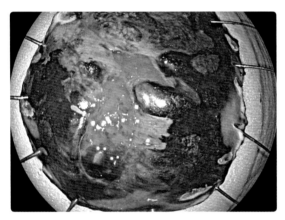

图 2-2-1-5 ESD切除标本碘染后，可见病灶未着色，周围正常黏膜呈褐色

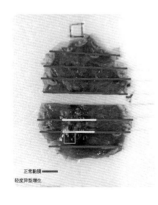

正常黏膜
轻度异型增生

图 2-2-1-6 大体标本取材，黄线为有异型增生的部位，绿色方框为局部放大的部分

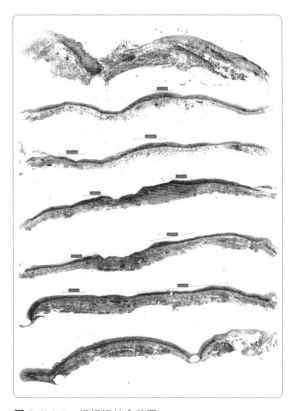

图 2-2-1-7 组织切片全貌图

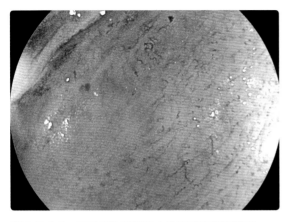

图 2-2-1-8　组织切片局部放大处所对应的内镜图

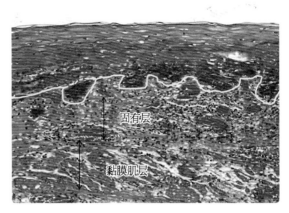

固有层

黏膜肌层

图 2-2-1-9　病理切片

➤ 病理所见

病理医生 A 会诊意见

鳞状上皮层可见异型细胞，占据上皮层下 1/4，瘤细胞拥挤排列，细胞核大深染，核多形性明显，极性紊乱，肿瘤细胞呈小巢团状突入至固有层浅层，固有层间质有多量炎细胞浸润及纤维组织增生。黏膜肌层完整，黏膜下层、基底侧切缘及周边切缘未见异型细胞。

> **病理诊断：** 基底层型鳞癌（basal type scc），type 0−Ⅱc，pT1a lpm，lv(0)，v(0)，pHM0，pVM0。

病理医生 B 会诊意见

切片所见：鳞状上皮层可见异型细胞，占据上皮层下 1/4，瘤细胞拥挤排列，极性紊乱，细胞核大深染，轻度异型。上皮脚延长，突入至固有层浅层，固有层间质有多量炎细胞浸润及纤维组织增生。黏膜肌层完整，黏膜下层、基底侧切缘及周边切缘未见异型细胞。

> **病理诊断：** 食管慢性溃疡，溃疡边缘鳞状上皮轻度异型增生，type 0−Ⅱc，2.5 cm × 3.0 cm，pT1a−lpm，lv(0)，v(0)，pHM0，pVM0。

两个半月后随访所见

距门齿 24～30 cm 处于食管左侧壁可见黏膜变白，轻度纠集，距门齿 28 cm 黏膜表面可见结节状隆起，大小约 0.6 cm×0.6 cm，表面一枚止血夹残留，局部活检 1 块，以活检钳将止血夹取除，余食管黏膜未见异常（图 2-2-1-10）。

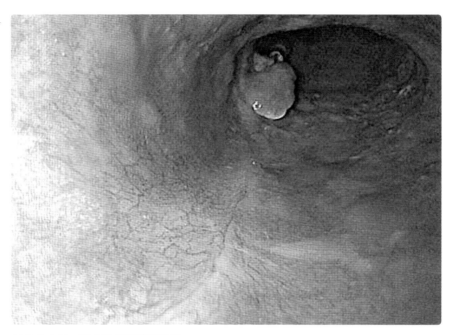

图 2-2-1-10 两个半月后随访所见

> **专家点评** ├──────────────────────────

龚伟教授：该食管病例在内镜下白光和放大并不是典型的早期食管癌，主要是没有明显的边界，BLI 模式没有典型的背景色强调，放大图也确实不符合食管早癌的血管，病理图可疑 LPM 浸润的那一张，黏膜仍存在表层分化，基底区域向下呈乳头状伸展，基底膜还存在，考虑也是炎性可能。

病例 2　0-Ⅱb型

性别：男
年龄：51岁

主　　诉	胸骨后烧灼感一周
病变部位	食管
巴黎分型	0-Ⅱb型
内镜诊断	食管糜烂（性质待定）
内镜型号	EG-L590ZW（富士胶片）

▶ 内镜所见与病理对照

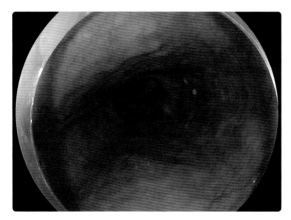

图 2-2-2-1　白光观察可见食管四壁黏膜充血，未见明显糜烂，对病灶位置判断困难

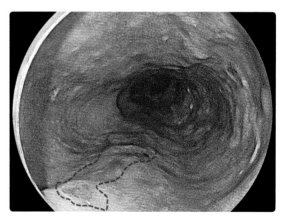

图 2-2-2-2　BLI弱放大模式观察可见食管左侧壁有一处黏膜病变颜色加深，边界尚清

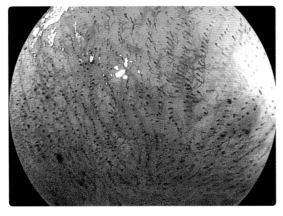

图 2-2-2-3　BLI放大示IPCL稍延长，管径规则，无明显扩张、扭曲等表现

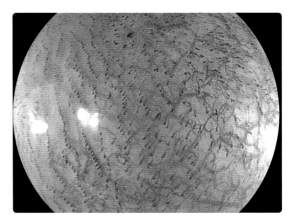

图 2-2-2-4　BLI放大示IPCL稍延长，管径规则，无明显扩张、扭曲等表现

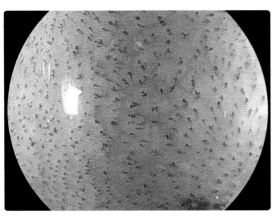

图 2-2-2-5　BLI放大内镜分别观察病变各处黏膜，未见明显异型IPCL，无明确边界，深层静脉正常

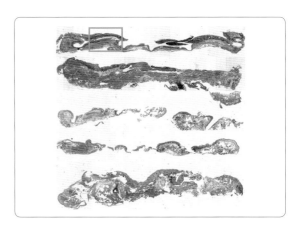

图 2-2-2-6　组织条，绿框为局部放大的部分

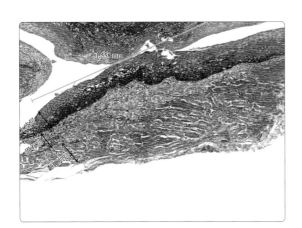

图 2-2-2-7　病理所见

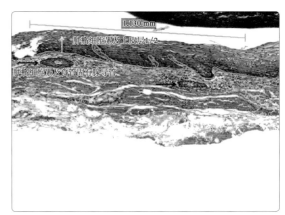

图 2-2-2-8　病理所见

> **病理所见**

　　鳞状上皮层可见异型细胞，占据上皮层下1/2，瘤细胞排列密集，细胞核呈纺锤状或卵圆形，大小不等，核稍大深染，细胞角化现象不明显，基底膜完整，乳头位置稍微上移，固有层间质有多量炎细胞浸润及纤维组织增生，肿瘤细胞累及位于固有层的固有腺导管。黏膜肌层完整，黏膜下层、基底侧切缘及周边切缘未见异型细胞（图2-2-2-7，图2-2-2-8）。

> **病理诊断：** 食管鳞状上皮低级别上皮内瘤变，type 0-IIb，pT1a-ep，lv(0)，v(0)，pHM0，pVM0。

> **随访所见**

半年后随访所见

　　距门齿28～32 cm食管壁可见一白色瘢痕，周围黏膜纠集，食管腔轻度相对狭窄，内镜通过顺利，局部IPCL无异常（图2-2-2-9，图2-2-2-10）。

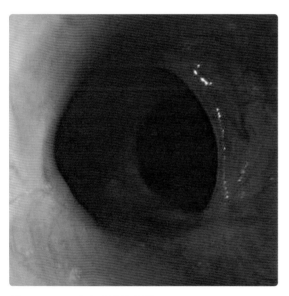

图 2-2-2-9　半年后随访所见

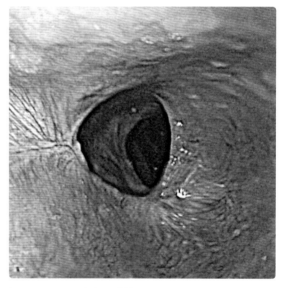

图 2-2-2-10　半年后随访所见

主　　诉	体检发现食管低级别上皮内瘤变一年余
病变部位	食管
巴黎分型	0-Ⅱb型
内镜诊断	食管糜烂（性质待定）
内镜型号	EG-L590ZW（富士胶片）

性别：男
年龄：61岁

▶ 内镜所见

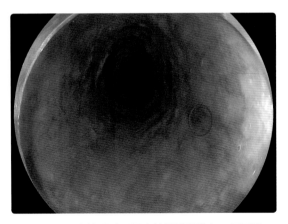

图 2-2-3-1　食管后壁可见小片状黏膜发红，周围黏膜正常

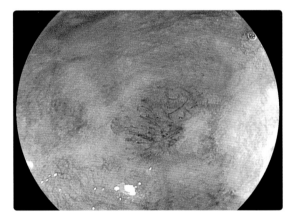

图 2-2-3-2　BLI放大观察可见局部黏膜表面IPCL延长，无明显扩张、扭曲等，并且黏膜下血管走行正常

鳞状上皮层可见异型细胞，占据上皮层下1/2，瘤细胞排列密集，细胞核呈卵圆形，核稍大深染，细胞角化现象不明显，基底膜完整，乳头位置上移，固有层间质有多量炎细胞浸润及纤维组织增生。黏膜肌层完整，黏膜下层、基底侧切缘及周边切缘未见异型细胞（图2-2-3-5）。

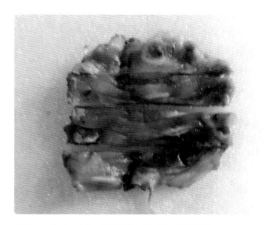

图 2-2-3-3 ESD切除后大体标本取材图

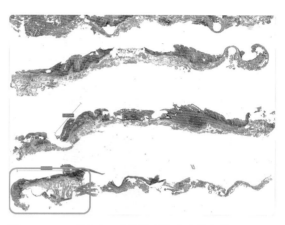

图 2-2-3-4 组织条，绿框为局部放大的部分

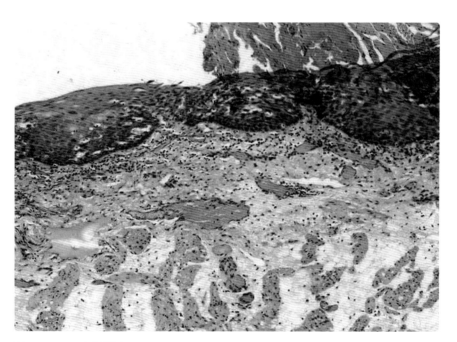

图 2-2-3-5 病理所见

病理诊断： 食管低级别上皮内瘤变，type 0- IIc，17 mm × 15 mm，pT1a-ep，lv(0)，v(0)，pHM0，pVM0。

▶ 随访所见

距门齿30 ～ 35 cm食管左侧壁可见一白色条状瘢痕，局部黏膜轻度纠集，IPCL无异常，余食管各段黏膜色泽正常（图2-2-3-6，图2-2-3-7）。

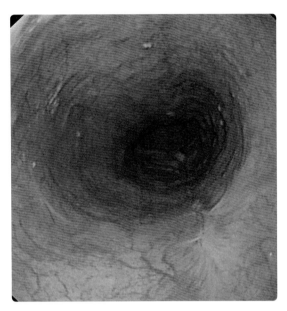

图 2-2-3-6　随访所见

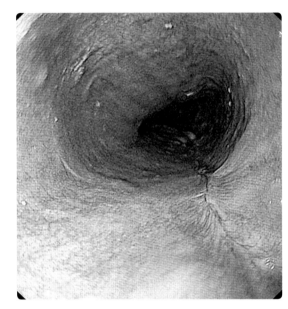

图 2-2-3-7　随访所见

病例 4　0-Ⅱb型

性别：男
年龄：53岁

主　　诉	间断胸骨后不适，反酸1年余
病变部位	食管
巴黎分型	0-Ⅱb型
内镜诊断	食管糜烂
内镜型号	EG-L590ZW（富士胶片）

▶ 内镜所见

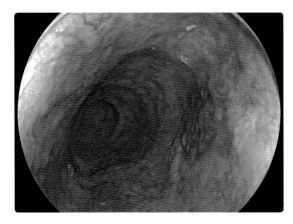

图 2-2-4-1　白光观察可见食管后壁有一处黏膜糜烂，发红，边界清晰

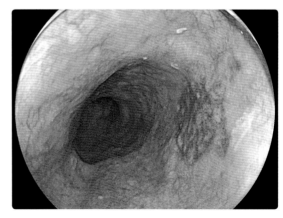

图 2-2-4-2　LCI示病灶呈紫红色，边界清晰

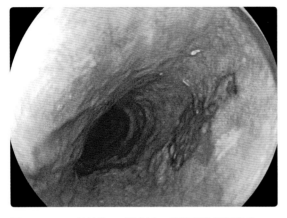

图 2-2-4-3 转换为BLI模式后，病灶颜色呈茶色改变，病灶形态与边界更为清晰

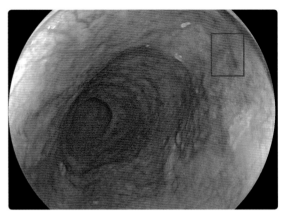

图 2-2-4-4 红色方框处局部放大观察，见图2-2-4-5所示

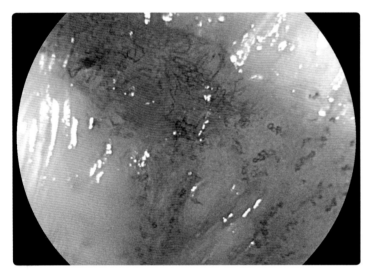

图 2-2-4-5 BLI+ME示IPCL延长、扩张、扭曲，管径大小不一，呈B2型

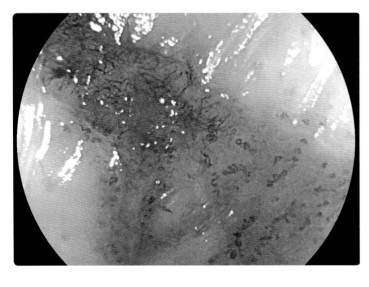

图 2-2-4-6 对病灶进行局部放大观察，可见病灶口侧端颜色略为强调的部位IPCL分布较为密集，血管有延长，呈B2型

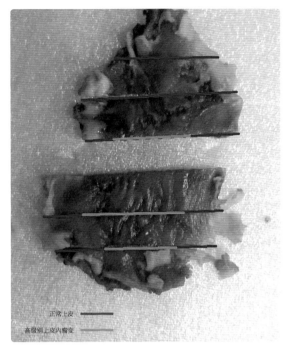

正常上皮 ——————
高级别上皮内瘤变 ————————

图 2-2-4-7　橙色切线为高级别上皮内瘤变部位

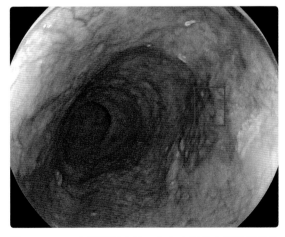

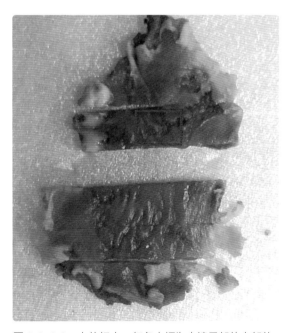

图 2-2-4-8　白光所示病灶，将中央红色方框处局部放大，如图2-2-4-9所示

图 2-2-4-9　大体标本，红色方框为内镜局部放大部位

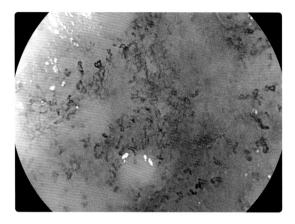

图 2-2-4-10　BLI+ME示IPCL延长、扩张，扭曲，管径大小不一，呈B1型

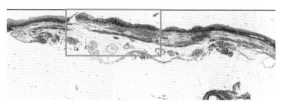

图 2-2-4-11　组织条，绿色方框为局部放大部分，如图2-2-4-12所示

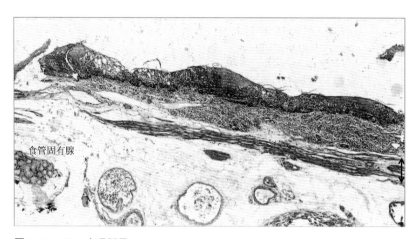

食管固有腺

图 2-2-4-12　病理所见

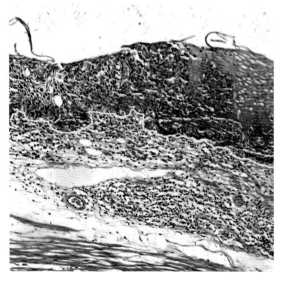

图 2-2-4-13　病理所见

　　鳞状上皮层可见异型细胞，占据上皮层全层，瘤细胞排列密集，细胞核呈卵圆形，核大深染，极性紊乱，细胞角化现象不明显，基底膜完整，乳头位置上移，固有层间质有多量炎细胞浸润及纤维组织增生。黏膜肌层完整，黏膜下层、基底侧切缘及周边切缘未见异型细胞（图2-2-4-13）。

> **病理诊断：**食管鳞状上皮高级别上皮内瘤变，type 0-Ⅱc，18 mm × 23 mm，pT1a-ep，lv(0)，v(0)，pHM0，pVM0。

主　　诉	贲门失迟缓术后4年，进食哽噎感1月余
病变部位	食管
巴黎分型	0-Ⅱb型
内镜诊断	食管糜烂
内镜型号	EG-L590ZW（富士胶片）

性别：女
年龄：52岁

▶ 内镜所见与病理对照

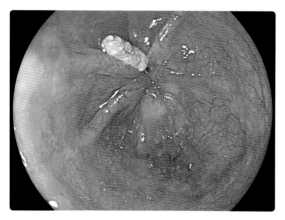

图 2-2-5-1　白光观察可见食管左侧壁黏膜发红，表面无白苔，周围黏膜无水肿，边界清晰可辨

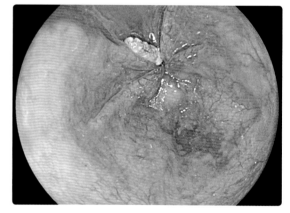

图 2-2-5-2　LCI模式观察，可见病变部位黏膜颜色呈紫红色，与周围正常黏膜相比，边界清晰

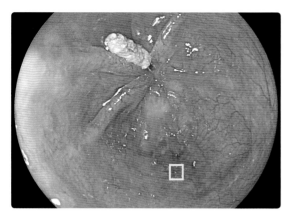

图 2-2-5-3　内镜白光图，黄色方框为对应放大观察部位

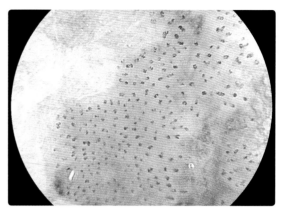

图 2-2-5-4　对病灶进行局部放大观察，可见病变处黏膜颜色加深，表面Loop样结构存在，IPCL扩张、增粗，无明显延长，AB分型为B1型，未见新生血管，边界清晰

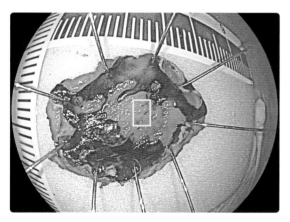

图 2-2-5-5　ESD术后标本，黄色方框为放大观察的对应部位

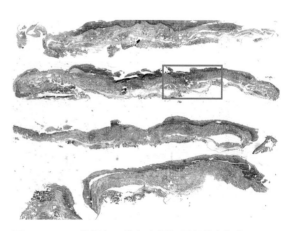

图 2-2-5-6　组织条，蓝色方框为局部放大部位

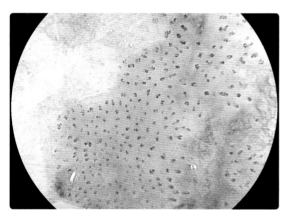

图 2-2-5-7　对病灶进行局部放大观察，可见病变处黏膜颜色加深，表面Loop样结构存在，IPCL扩张、增粗，无明显延长，AB分型为B1型，未见新生血管，边界清晰

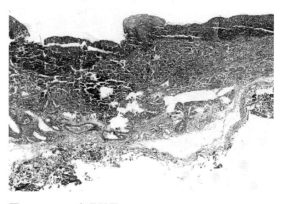

图 2-2-5-8　病理所见

鳞状上皮层见异型细胞，约占据上皮层全层，瘤细胞排列密集，细胞核呈卵圆形，核大深染，细胞角化现象不明显，基底膜完整，乳头上移至表面，固有层间质有多量炎细胞浸润及淋巴组织增生、纤维组织增生。黏膜肌层完整，黏膜下层、基底侧切缘及周边切缘未见异型细胞（图2-2-5-8）。

> **病理诊断：** 食管鳞状上皮高级别上皮内瘤变，type 0- Ⅱc, 15 mm × 20 mm, pT1a-ep, lv(0), v(0), pHM0, pVM0。

> **随访所见**

3个月后随访所见

食管腔扩张，食管腔内少量消化液潴留，距门齿25 cm食管后壁可见一长约2 cm白色条状瘢痕，表面可见2枚止血夹存留，距门齿30 cm可见条状黏膜纠集，其余各段食管黏膜色泽正常，未见溃疡与异常隆起（图2-2-5-9）。

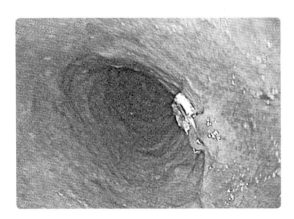

图 2-2-5-9 3个月后随访所见

主　　诉	中上腹胀痛3个月
病变部位	食管
巴黎分型	0-Ⅱb型
内镜诊断	食管糜烂
内镜型号	EG-L590ZW（富士胶片）

性别：女
年龄：70岁

内镜所见

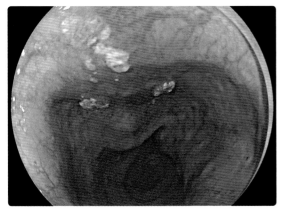

图 2-2-6-1　白光观察，可见食管右侧壁黏膜散在的黏膜糜烂，表面可见白色附着物，边界尚不清晰

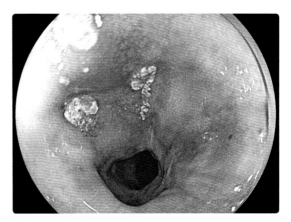

图 2-2-6-2　转换为BLI模式后，可见病变部位黏膜颜色呈茶色，边界较白光相比明显

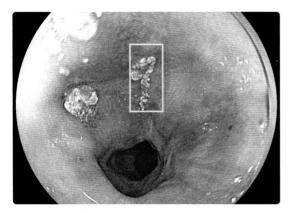

图 2-2-6-3 黄色方框局部放大，如图2-2-6-4所示

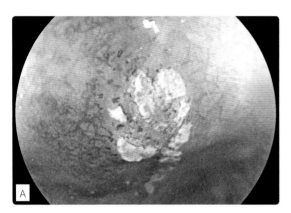

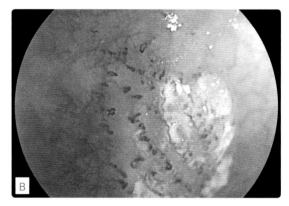

图 2-2-6-4 可见白色附着物下方黏膜IPCL管径增粗、扩张，稍扭曲，呈B1型（A、B）

> ## 大体标本与内镜放大、病理对照图

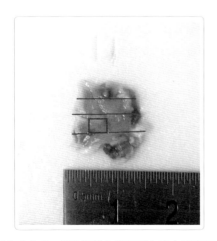

图 2-2-6-5 橙色切线为高级别上皮内瘤变部位

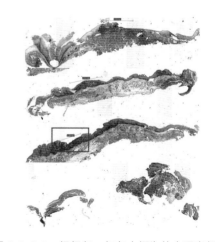

图 2-2-6-6 组织条，红色方框为放大观察部位

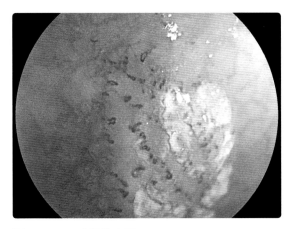

图 2-2-6-7 内镜放大图

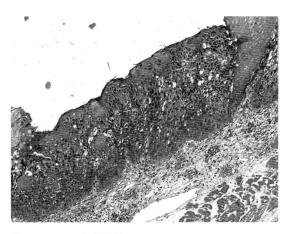

图 2-2-6-8 病理所见

> 病理所见

鳞状上皮层见异型细胞，约占据上皮层全层，瘤细胞排列密集，极性紊乱，细胞核呈卵圆形，核稍大深染，细胞角化现象不明显，基底膜完整，乳头上移至表面，乳头内毛细血管充血。固有层间质有多量炎细胞浸润及纤维组织增生。黏膜肌层完整，黏膜下层、基底侧切缘及周边切缘未见异型细胞（图2-2-6-8，图2-2-6-9）。

> **病理诊断：** 食管鳞状上皮高级别上皮内瘤变，type 0-Ⅱb，15 mm × 15 mm，pT1a-ep，lv(0)，v(0)，pHM0，pVM0。

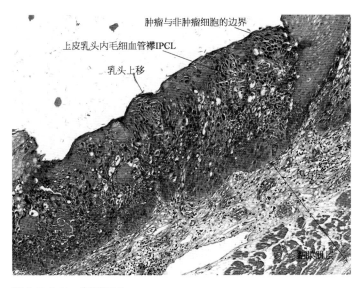

图 2-2-6-9 病理所见

主　　诉	体检发现食管早癌20天
病变部位	食管
巴黎分型	0-Ⅱb型
内镜诊断	食管糜烂
内镜型号	EG-L590ZW（富士胶片）

性别：男
年龄：59岁

内镜所见

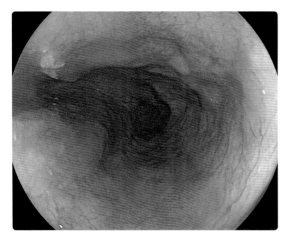

图 2-2-7-1　白光观察，可见食管左侧壁黏膜有片状发红，边界判断困难

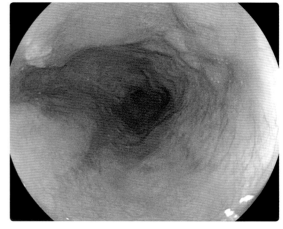

图 2-2-7-2　LCI模式观察可见病变部位颜色稍加深，但远端边界判断不清

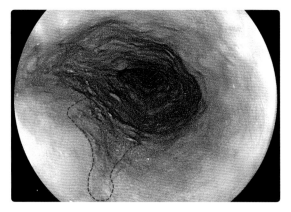

图 2-2-7-3 转换为BLI模式观察，病灶边界较为清晰，可判断出病灶的大致形态

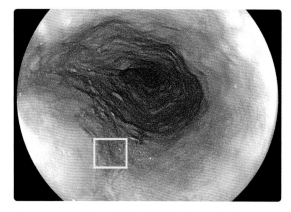

图 2-2-7-4 黄色方框为局部放大观察部位，如图2-2-7-5所示

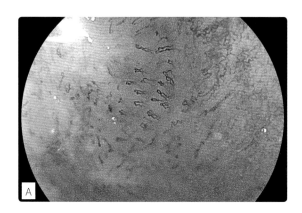

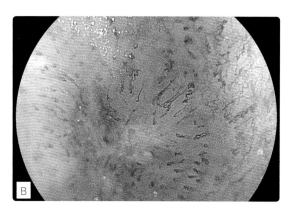

图 2-2-7-5 局部放大观察，可见病变部位黏膜表面IPCL明显延长、迂曲管径增粗，呈B2型，未见新生血管（A、B）

大体标本与内镜放大、病理对照图

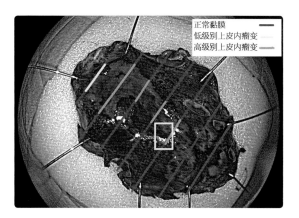

正常黏膜 ——
低级别上皮内瘤变 ——
高级别上皮内瘤变 ——

图 2-2-7-6 病理标本

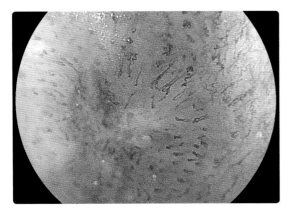

图 2-2-7-7 　内镜放大所见

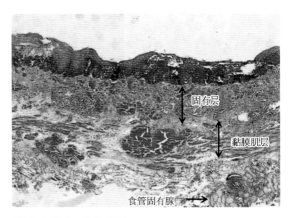

图 2-2-7-8 　病理所见

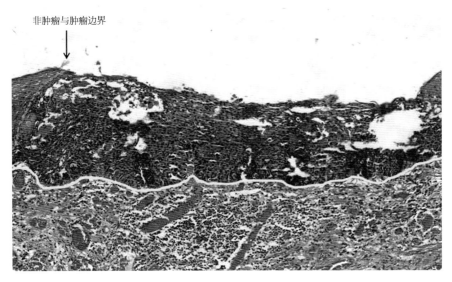

图 2-2-7-9 　病理所见

> 病理所见

　　鳞状上皮层见异型细胞，约占据上皮层全层，瘤细胞排列密集，细胞核呈卵圆形，核稍大深染，极性紊乱，细胞角化现象不明显，基底膜完整，乳头上移，固有层间质有多量炎细胞浸润及纤维组织增生、淋巴组织增生。黏膜肌层完整，黏膜下层、基底侧切缘及周边切缘未见异型细胞（图2-2-7-8，图2-2-7-9）。

　　病理诊断： 食管黏膜鳞状上皮高级别上皮内瘤变，type 0-Ⅱb，15 mm × 30 mm，pT1a-ep。

术后两个半月随访所见

食管ESD术后改变，距门齿31 cm食管左侧壁可见黏膜红色凹陷，周边黏膜充血、水肿，可见止血夹残留，上方可见白色瘢痕，其余部位黏膜未见异常（图2-2-7-10）。

术后4个月随访所见

距门齿29 cm食管前壁可见纵行瘢痕，表面黏膜覆有薄白苔，管腔稍狭窄，周边黏膜充血水肿，其余部位黏膜未见异常。

术后14个月随访所见

距门齿30 cm食管左侧壁可见一白色瘢痕，其余部位黏膜未见异常（图2-2-7-11，图2-2-7-12）。

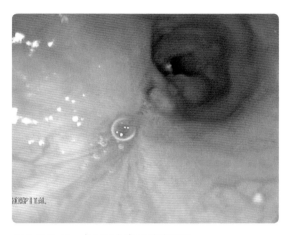

图 2-2-7-10　术后两个半月随访所见

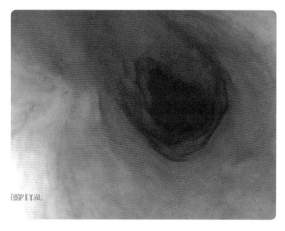

图 2-2-7-11　术后14个月随访所见

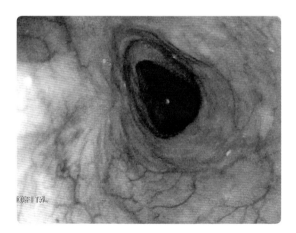

图 2-2-7-12　术后14个月随访所见

性别：女
年龄：74岁

主　　诉	胸骨后不适1月余
病变部位	食管
巴黎分型	0-Ⅱb型
内镜诊断	食管糜烂
内镜型号	EG-L590ZW（富士胶片）

内镜所见

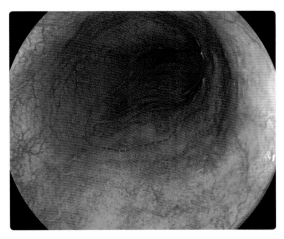

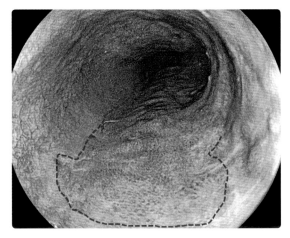

图 2-2-8-1　白光观察，可见食管有一浅表平坦型病变，表面发红，远侧端边界观察不清

图 2-2-8-2　稍近距离采用BLI观察，根据表面IPCL结构可分辨病灶边界，但欠清晰

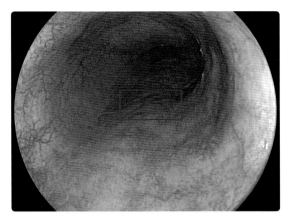

图 2-2-8-3　红色方框处局部放大观察，如图2-2-8-4
所示

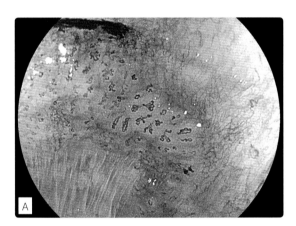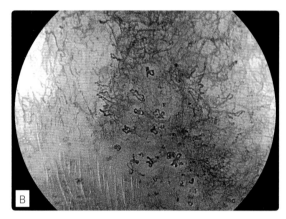

图 2-2-8-4　对病灶局部做BLI放大观察可见口侧端IPCL迂曲、管径增粗、延长，呈B2型，未见新生血管（A、B）

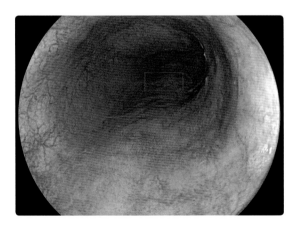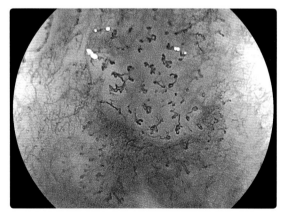

图 2-2-8-5　红色方框处局部放大，如图2-2-8-6所示

图 2-2-8-6　可见肛侧端表面IPCL明显紊乱，明显迂
曲、延长，呈B2型，未见明显新生血管，黏膜下血管走
形尚正常，边界清晰

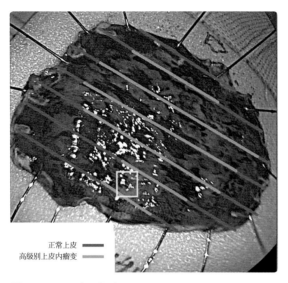

正常上皮 ━━━
高级别上皮内瘤变 ━━━

图 2-2-8-7　病理标本

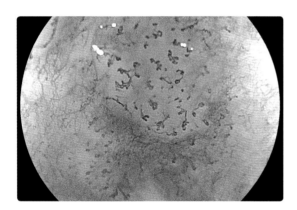

图 2-2-8-8　内镜放大图

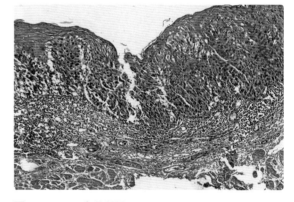

图 2-2-8-9　病理所见

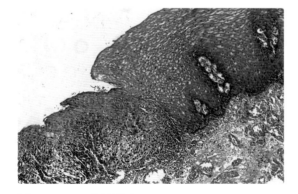

图 2-2-8-10　病理所见

　　鳞状上皮层见异型细胞，约占据上皮层3/4，瘤细胞排列密集，极性紊乱，细胞核呈卵圆形，核稍大深染，细胞角化现象不明显，基底膜完整，乳头上移，固有层间质有多量炎细胞浸润及纤维组织增生。黏膜肌层完整，黏膜下层、基底切缘及周边切缘未见异型细胞（图2-2-8-10）。

> 　　**病理诊断**：食管鳞状上皮高级别上皮内瘤变，type 0-Ⅱb，35 mm × 28 mm，pT1a-ep，lv(0)，v(0)，pHM0，pVM0。

▶ 随访所见

术后1个月随访所见

　　食管进镜距门齿28～31 cm内镜结合透视定位病变段范围。循久虹导丝置入长8 cm的金属带膜支架。透视下见支架扩张良好。再入内镜，支架位置正确，扩张良好，狭窄段管腔通畅（图2-2-8-11）。

术后3个半月随访所见

　　于食管中段见1枚覆膜金属网状支架，下端开口见黏膜组织增生。随后用鼠齿钳夹住收回线头，将其取出。

术后7个半月随访所见

　　距门齿30 cm食管明显狭小，直径约0.5 cm，通过内镜困难，贲门未见明显异常；经内镜置入久虹导丝，退出内镜后循导丝置入硅胶探条渐次扩张，至直径1.5 mm，再进入内镜，通过顺利，扩张部位无明显渗血（图2-2-8-12）。

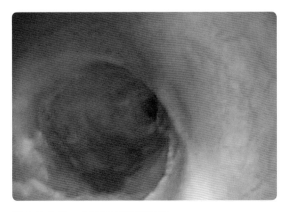

图2-2-8-11　术后1个月随访所见

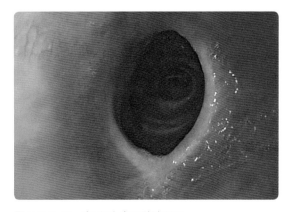

图2-2-8-12　术后7个半月随访所见

高莉教授：ESD切除标本包含黏膜全层及部分黏膜下层，对于上皮内瘤变的判别较小标本活检更为准确。低倍镜下可见核大深染的异型细胞超过了上皮层的1/2，尚未及上皮全层，上皮表面的部分细胞仍保留了正常的极性。高倍镜下应仔细观察基底膜是否完整，该例上皮细胞和固有层之间界限清晰，无突破基底膜向下侵犯的迹象。因此，该例符合鳞状上皮高级别上皮内瘤变。

▶ 病例 9　0-Ⅱa+Ⅱb型

主　　诉	胸骨后疼痛2个月
病变部位	食管
巴黎分型	0-Ⅱa+Ⅱb型
内镜诊断	食管癌
内镜型号	EG-L590ZW（富士胶片）

性别：男
年龄：62岁

▶ 内镜所见

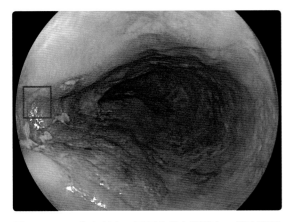

图 2-2-9-1　白光观察，可见食管左侧壁有一浅表隆起性病变，表面有白苔附着

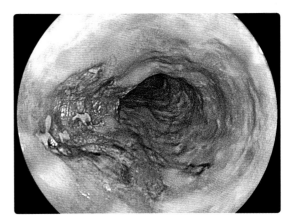

图 2-2-9-2　食管左侧壁可见一处浅表隆起性病变，表面糜烂，转换为BLI模式观察后病灶边界清晰，占管腔1/2周

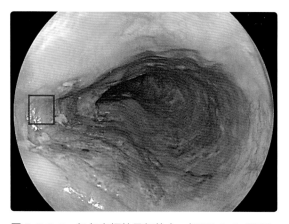

图 2-2-9-3　红色方框处局部放大，如图2-2-9-4所示

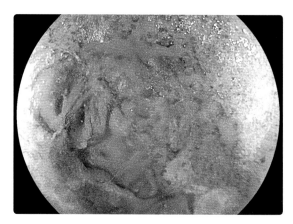

图 2-2-9-4　针对病灶边缘局部放大观察，可见黏膜表面IPCL消失，粗大迂曲的肿瘤新生血管，因此可推测该病例浸润深度到黏膜下层

> **大体标本与内镜放大、病理对照图**

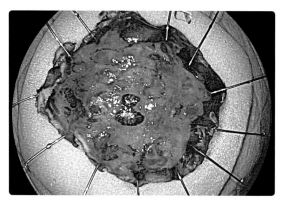

图 2-2-9-5　对切除标本进行卢戈液染色，可见标本中央都为不着色区，需要额外注意病理的切缘

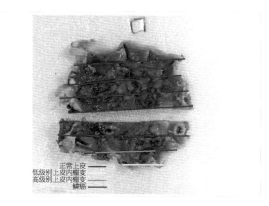

图 2-2-9-6　病理复原图，可见标本切缘为阴性，红色方框为放大观察部位

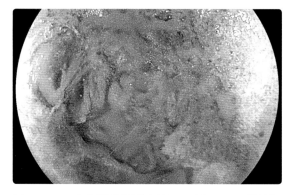

图 2-2-9-7 可见看到黏膜表面IPCL破坏，Loop样结构消失，并且出现新生血管时，往往提示病变为癌性病灶，并且浸润深度已达黏膜下层

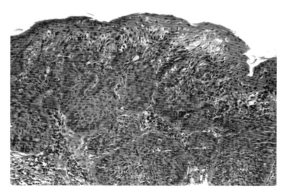

图 2-2-9-8 病理所见

❯ 病理所见

鳞状上皮层可见异型细胞，占据上皮层接近全层。瘤细胞排列密集，极性紊乱，细胞核大深染，异型明显。异型细胞已突破基底层，呈巢团状向深层浸润生长，并突破黏膜肌层浸润至黏膜下层。固有层间质有明显淋巴组织增生。未见癌组织侵犯神经及脉管，基底切缘及周边切缘未见异型细胞（图2-2-9-8）。

> **病理诊断：** 食管鳞状上皮高级别上皮内瘤变，灶性癌变，高分化鳞癌。type 0-Ⅱa，pT1b-sm，lv(0)，v(0)，pHM0，pVM0。

❯ 随访所见

术后8个半月随访所见

距门齿30～36 cm食管左侧壁可见一白色瘢痕，周边黏膜纠集，门齿35 cm轻度狭窄内镜可通过，其余部位黏膜未见异常，贲门正常（图2-2-9-9，图2-2-9-10）。

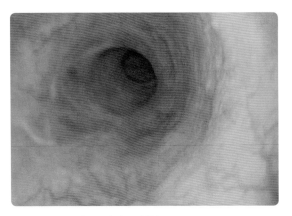
图 2-2-9-9　术后8个半月随访所见

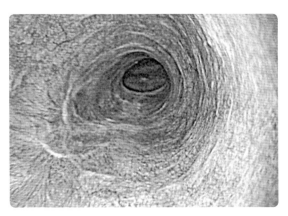
图 2-2-9-10　术后8个半月随访所见

> **专家点评**

　　吴齐主任：病变九点位确实是侵犯最深的部位，白光充气吸气相显示不是很清楚，不利于判断基底粘连情况，放大有可能显示存在AVA结构及明显增粗的异形IPCL血管相，这样也可以提示黏膜下侵犯，所以对重点可疑区域的放大染色观察是十分重要的诊断手段。

病例 10 0-Ⅱa+Ⅱc型

主　　诉	反酸1个月
病变部位	食管
巴黎分型	0-Ⅱa+Ⅱc型
内镜诊断	食管糜烂
内镜型号	EG-L590ZW（富士胶片）

性别：男
年龄：77岁

内镜所见

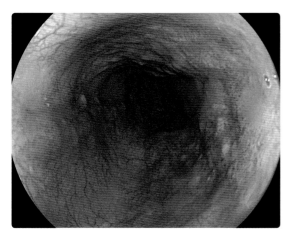

图 2-2-10-1　白光观察可见食管后壁黏膜有一浅表凹陷型病变，中间可见小结节样隆起

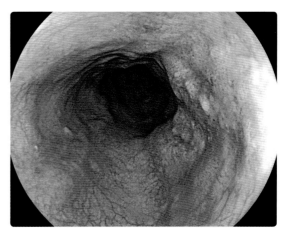

图 2-2-10-2　LCI在食管中可观察到颜色强化的地方，对于病变形态的观察仍需要采用BLI模式

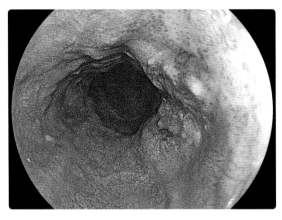

图 2-2-10-3 转换为BLI模式观察后，可见病变形态和边界清晰

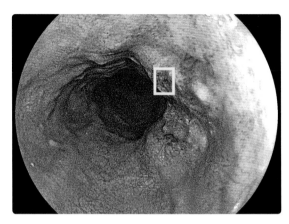

图 2-2-10-4 图2-2-10-5将对病灶黄色方框处局部进行放大观察

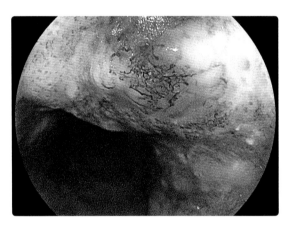

图 2-2-10-5 病变部位正常毛细血管襻消失，并可见非环状异常血管，血管排列无序

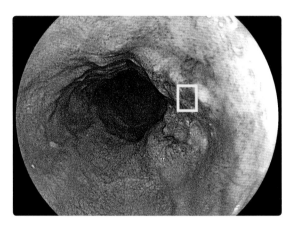

图 2-2-10-6 黄色方框处进行局部放大观察，如图2-2-10-7所示

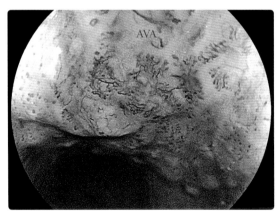

图 2-2-10-7 BLI放大示IPCL迂曲、扩张、增粗、延长，并可见异常血管及乏血管区（AVA-small）

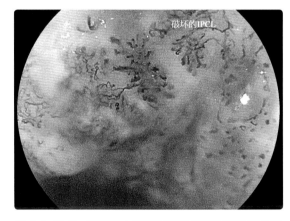

图 2-2-10-8 高倍放大观察可见黏膜表面IPCL明显破坏，增粗，形成AVA-small

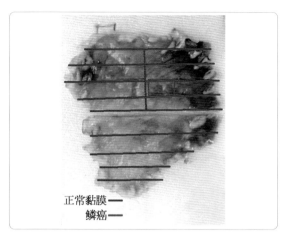

图 2-2-10-9 红色方框为局部放大观察部位

正常黏膜 ——
鳞癌 ——

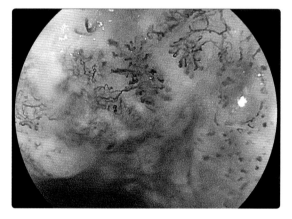

图 2-2-10-10 可见出现血管破坏和AVA区域，已经为癌性病灶，并且浸润深度已到黏膜下层

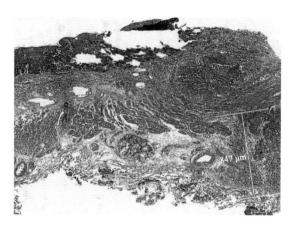

图 2-2-10-11 病理所见

847 μm

> **病理所见**

鳞状上皮层层次结构紊乱，乳头破坏明显，肿瘤细胞呈巢团状排列，推挤式向深层浸润生长，浸润至黏膜下层深层（最深处距离黏膜肌下缘1188 μm）；瘤细胞排列拥挤，大小不等，极向消失，核大深染，癌巢中央可见细胞角化现象，间质为多量淋巴组织及纤维组织增生。黏膜肌层破坏，周边切缘未见异型细胞，基底切缘可见肿瘤组织。脉管累及情况需根据EVG弹性纤维染色及D2-40免疫组化结果进行判断（图2-2-10-11，图2-2-10-12，图2-2-10-13）。

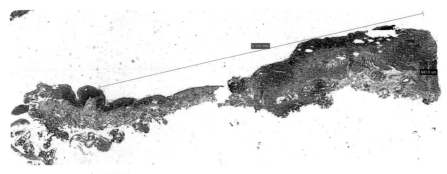

图 2-2-10-12 病理所见

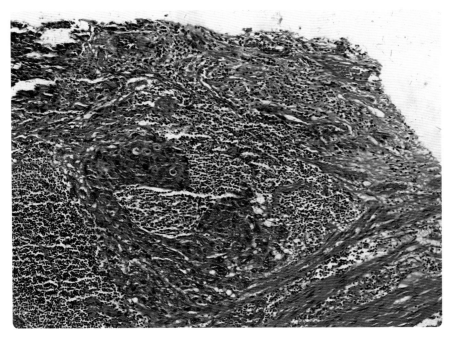

图 2-2-10-13 病理所见

病理诊断：食管黏膜鳞状上皮高级别上皮内瘤变，灶性癌变，高分化鳞癌，pT1b(1 188 μm)，infa，pHM0，pVM1，建议患者术后追加放疗，或者手术治疗。

性别：男
年龄：81岁

主　诉	间断上腹部不适8个月
病变部位	食管
巴黎分型	0－Ⅱa＋Ⅱc型
内镜诊断	食管糜烂
内镜型号	EG-L590ZW（富士胶片）

内镜所见

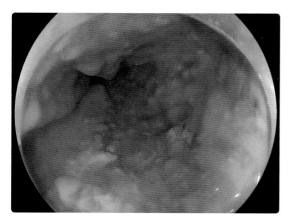

图 2-2-11-1　白光观察可见食管后壁有一浅表隆起凹陷性病灶，表面粗糙不平，边界尚清晰

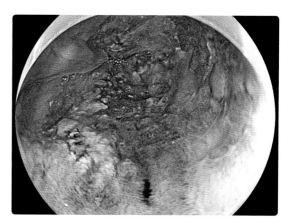

图 2-2-11-2　食管左侧壁可见黏膜糜烂，表面有少量渗出，转换为BLI模式后，病变部位黏膜颜色加深，边界清晰

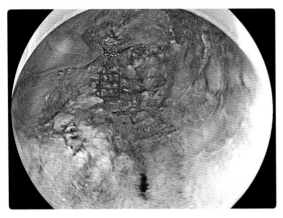

图 2-2-11-3　红色方框处局部放大，如图2-2-11-4所示

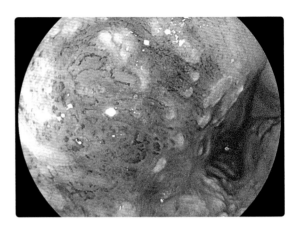

图 2-2-11-4　放大观察可见病变黏膜表面IPCL增粗、迁曲，排列不均，可见异常血管，呈B2型改变

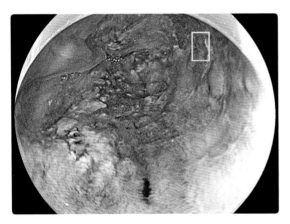

图 2-2-11-5　黄色方框处放大观察，如图2-2-11-6所示

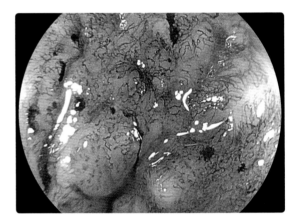

图 2-2-11-6　BLI放大可见IPCL延长、迁曲，并可见大量异常血管及AVA-small，呈B2型改变

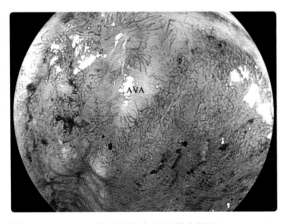

图 2-2-11-7　BLI放大可见大量异常血管及AVA-small，呈B2型改变

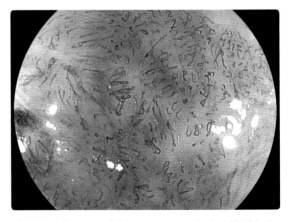

图 2-2-11-8　BLI放大可见IPCL延长、迁曲，排列紊乱

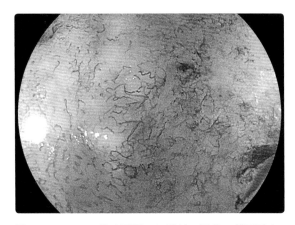 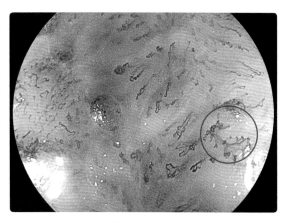

图 2-2-11-9 BLI放大可见IPCL延长、迂曲，并可见大量异常血管及AVA-S，呈B2型改变

图 2-2-11-10 其余部位放大观察可见表面IPCL紊乱，局部区域IPCL破坏，且有较多无血管区形成

患者高龄，且病变范围较大，经与家属沟通，选择射频消融手术，未行 ESD 治疗。

主　诉	体检发现食管糜烂近半月	
病变部位	食管	
巴黎分型	0−Ⅱb+Ⅱc型	
内镜诊断	食管糜烂	
内镜型号	EG−L590ZW（富士胶片）	

性别：女
年龄：59岁

〉 **内镜所见**

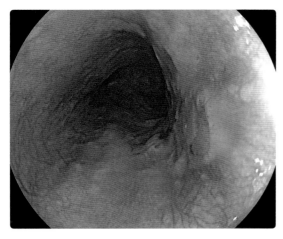 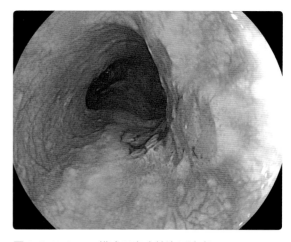

图 2-2-12-1　白光观察，可见食管后壁一处黏膜糜　　图 2-2-12-2　LCI模式观察病灶边界清晰
烂，黏膜质地脆，易出血

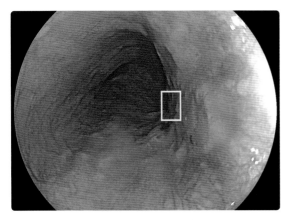

图 2-2-12-3　黄色方框处放大观察，如图2-2-12-4所示

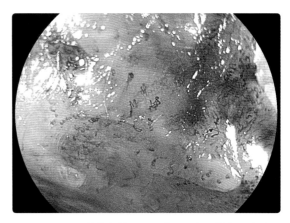

图 2-2-12-4　病变部位IPCL迂曲、延长、增粗、分布密度不均，可见无血管区，并有新生血管

❯ 大体标本与内镜放大、病理对照图

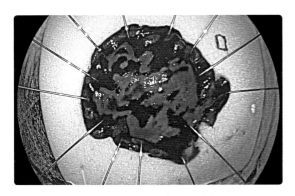

图 2-2-12-5　对切除标本进行卢戈液染色

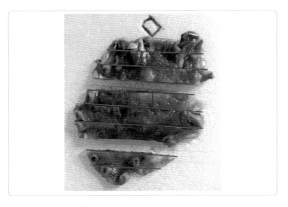

图 2-2-12-7　红色线条为病变区域，对红色方框进行放大观察，如图2-2-12-8所示

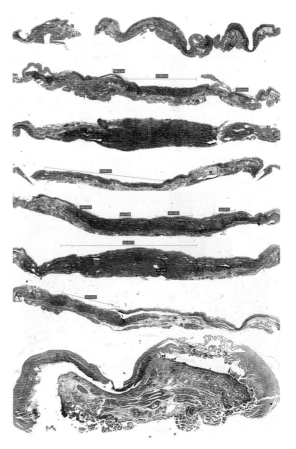

图 2-2-12-6　组织条

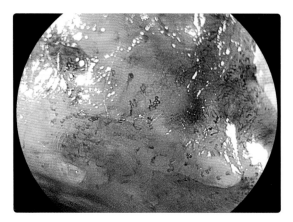

图 2-2-12-8　内镜放大图

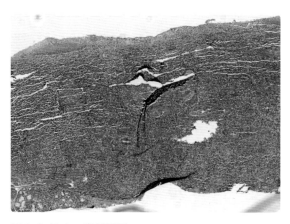

图 2-2-12-9　病理所见

病理所见

　　鳞状上皮层可见异型细胞，瘤细胞排列密集，极性消失，核大深染，肿瘤细胞呈巢团状浸润至黏膜下层（最深处距黏膜肌下缘约 154 μm），癌巢中央可见红染角化珠，间质为大量淋巴组织及纤维组织增生。脉管内未见明显瘤栓，周边切缘未见肿瘤细胞，肿瘤组织贴近基底切缘（图 2-2-12-10）。

> **病理诊断：**食管鳞状上皮高级别上皮内瘤变，局灶癌变，中分化鳞癌，type 0- Ⅱa，15 mm × 20 mm，infb，int，pT1b（154 μm），lv(0)，v(0)，pHM0，pVM（距基底切缘约 0.2 mm 见癌组织）。

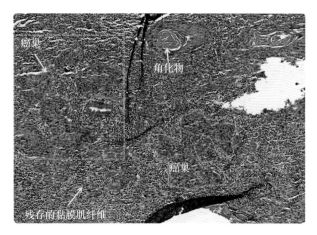

图 2-2-12-10　病理所见

建议

黏膜愈合后追加手术或放疗。

随访所见

术后1个月随访所见

距门齿28 cm处见手术后瘢痕，食管管腔通畅，内镜顺利通过，FICE未见血管及腺管异常，贲门正常（图2-2-12-11，图2-2-12-12，图2-2-12-13）。

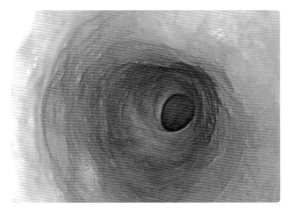

图 2-2-12-11 术后1个月随访所见

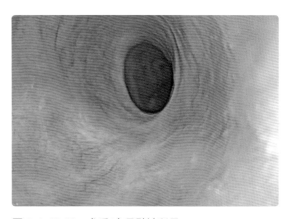

图 2-2-12-12 术后1个月随访所见

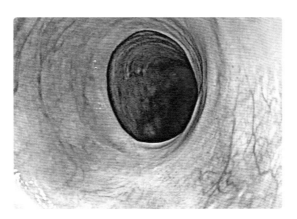

图 2-2-12-13 术后1个月随访所见

病例 13　0-Ⅱc型

性别：男
年龄：54岁

主　　诉	体检发现食管糜烂18天
病变部位	食管
巴黎分型	0-Ⅱc 型
内镜诊断	食管糜烂
内镜型号	EG-L590ZW（富士胶片）

▶ 内镜所见

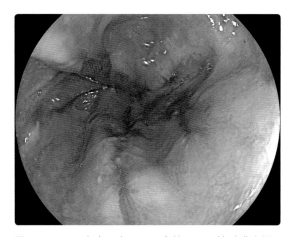

图 2-2-13-1　白光观察，可见食管下段两处黏膜糜烂面，与反流性食管炎难以区分

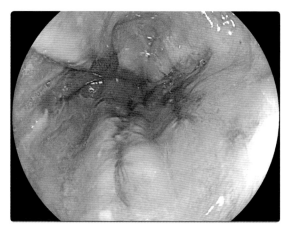

图 2-2-13-2　LCI观察，病灶处紫红色，边界清晰

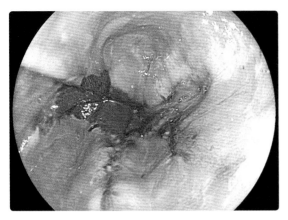

图 2-2-13-3 BLI观察可见食管后壁病变颜色加深

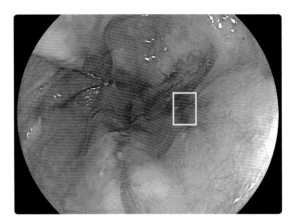

图 2-2-13-4 对黄色方框处进行放大观察，如图2-2-13-5所示

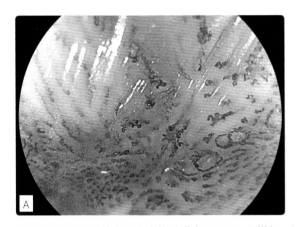

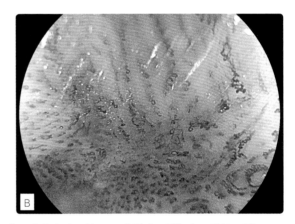

图 2-2-13-5 BLI放大观察食管黏膜表面IPCL明显增粗、迂曲，分布密度不均，AB分型以B1型为主，局部B2型

> ## 大体标本与内镜放大、病理对照图

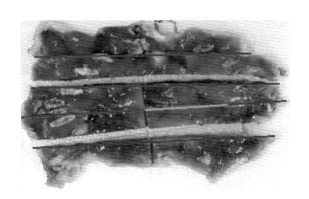

图 2-2-13-6 绿色线条表示低级别上皮内瘤变

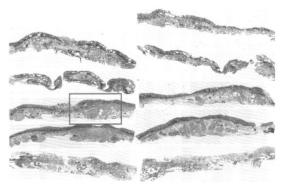

图 2-2-13-7 组织条，对蓝色方框处进行放大观察

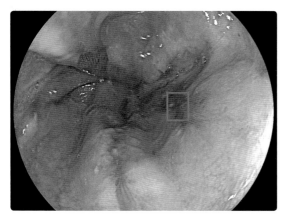

图 2-2-13-8　内镜图

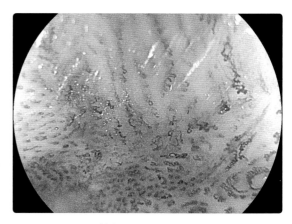

图 2-2-13-9　BLI放大图

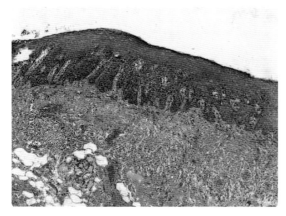

图 2-2-13-10　病理所见

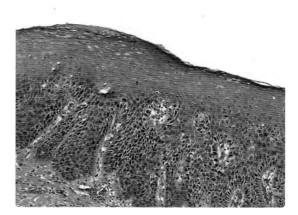

图 2-2-13-11　病理所见

▶ 病理所见

鳞状上皮层基底细胞增生，呈上皮脚样延伸至固有层，细胞核呈卵圆形，大小一致，极性保持，核质比稍高，核仁明显，上皮层表面分化成熟（图2-2-13-11）。

> **病理诊断**
>
> **病理医生A：**食管基底细胞假上皮瘤样增生。
>
> **病理医生B：**鳞状上皮低级别上皮内瘤变，45 mm×25 mm，pHM0，pVM0。

术后2个月随访所见

距门齿36～39 cm食管左侧壁可见一瘢痕，周边黏膜纠集，40 cm可见齿状线，齿状线近侧可见一糜烂面，局部活检2块，其余部位黏膜未见异常（图2-2-13-12）。

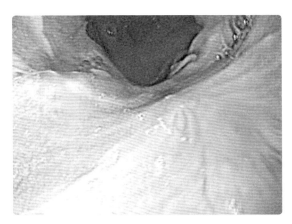

图 2-2-13-12　术后2个月随访所见

主　诉	体检发现食管黏膜糜烂10天
病变部位	食管
巴黎分型	0-Ⅱb型
内镜诊断	食管糜烂
内镜型号	EG-L590ZW（富士胶片）

性别：男
年龄：62岁

▶ 内镜所见

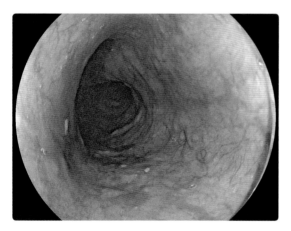 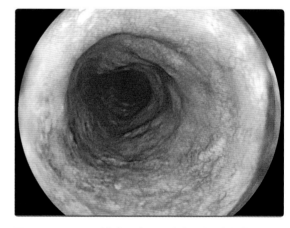

图 2-2-14-1　白光观察可见食管左侧壁黏膜有一处表面发红

图 2-2-14-2　BLI模式观察可见食管左侧壁黏膜呈平坦型病变，边界清晰

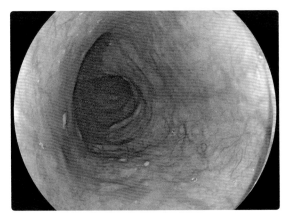

图 2-2-14-3 将框内（病灶）放大，见图2-2-14-4

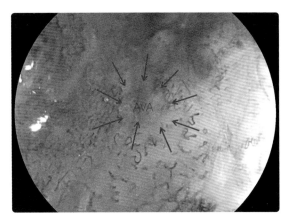

图 2-2-14-4 局部放大观察可见病变部位IPCL缺乏Loop样结构，并可见AVA-middle，AB分型呈B2型

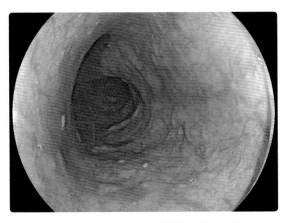

图 2-2-14-5 对红色方框区域进行放大观察，如图2-2-14-6所示

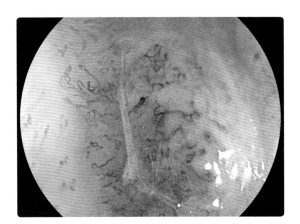

图 2-2-14-6 BLI放大观察可见局部Loop样血管结构消失，可见不规则毛细血管明显延长，AB分型为B2型

❯ 大体组织与病理对照图

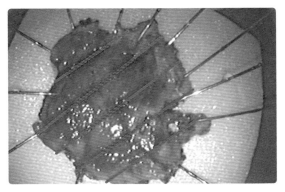

图 2-2-14-7 ESD术后大体标本，红色线条为病灶区域

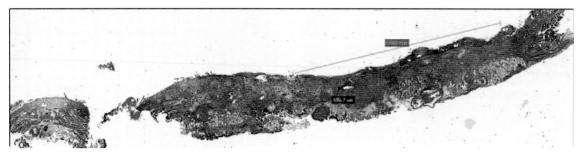

图 2-2-14-8 组织条，绿色范围为病变区域

病理所见

鳞状上皮层可见异型细胞累及上皮全层。瘤细胞排列密集，细胞核呈卵圆形，核大深染，细胞角化现象不明显。部分区域瘤细胞突破基底膜，呈巢团状浸润至黏膜下层（最深处距黏膜肌下缘约412 μm），间质为多量炎细胞浸润及纤维组织增生。脉管内未见明显瘤栓，基底切缘及周边切缘未见肿瘤细胞（图2-2-14-9，图2-2-14-10）。

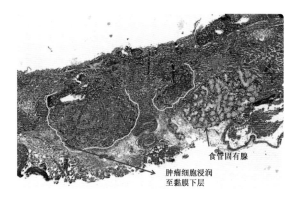

图 2-2-14-9 病理所见

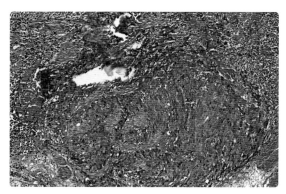

图 2-2-14-10 病理所见

病理诊断：食管黏膜鳞状上皮高级别上皮内瘤变，局部癌变（中分化鳞癌），25 mm × 25 mm，type 0-Ⅱc，infa，intpT1b（412 μm），lv(0)，v(0)，pHM0，pVM0

施新岗教授：对于此类食管病变，白光观察不容易漏诊，而该病例的难点就在于如何判断病灶的性质和深度，从大体形态来看，该病灶为平坦型病变，表面无明显的隆起与溃疡形成，初步仅可判断这是肿瘤性病变，但具体是高级别上皮内瘤变还是鳞癌，却很难判断。这就需要进一步的 BLI 放大内镜检查。通过放大内镜图片可以看到病变中央的 IPCL 已经缺乏 Loop 样结构，并且血管有破坏，也可见少量扭曲的新生血管。这就可以推断病灶应该为癌，再根据内镜与组织病理对应图，以上推断便可得到证实。因此，将内镜图片与组织病理很好地对应，可以很有效地帮助内镜医生提高消化道早癌的诊断水平。

病例 15   0－Ⅱa＋Ⅱc型

主　　诉	进食后哽噎感1月余
病变部位	食管
巴黎分型	0－Ⅱa＋Ⅱc型
内镜诊断	食管早癌
内镜型号	EG-L590ZW（富士胶片）

性别：男
年龄：64岁

▶ 内镜所见

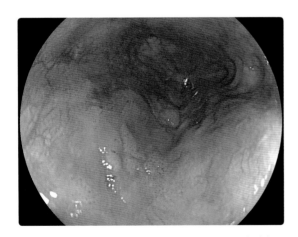

图 2-2-15-1　白光观察可见食管左侧壁有一凹陷隆起性病灶

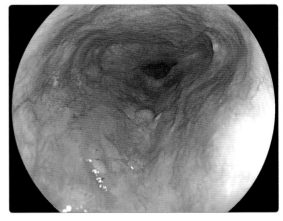

图 2-2-15-2　LCI模式观察，由于LCI亮度过高，可见病变部位颜色局部有强化，但是边界显示欠清晰

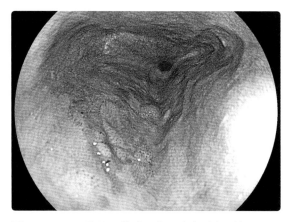

图 2-2-15-3 采用BLI模式观察，病变形态及边界显示清晰，范围约占管腔1/2

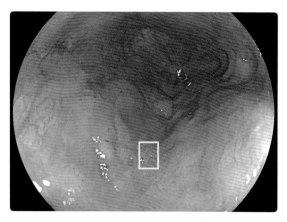

图 2-2-15-4 对黄色方框处进行放大观察，如图2-2-15-5所示

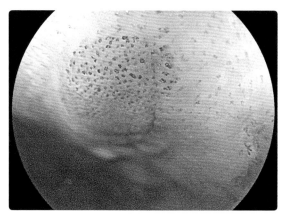

图 2-2-15-5 BLI放大示IPCL管径增粗，呈B1型（Ⅳ型）改变

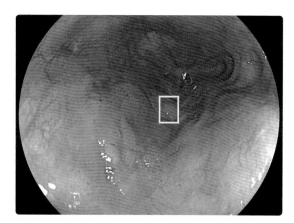

图 2-2-15-6 对黄色方框处进行放大观察，如图2-2-15-7所示

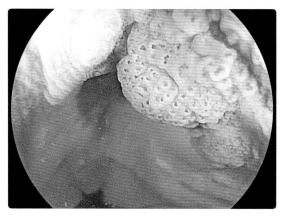

图 2-2-15-7 浸泡法行BLI放大观察，似可见腺体样结构

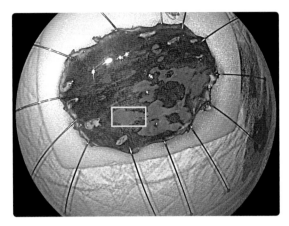

图 2-2-15-8　ESD切除大体标本，不染色区域为病变范围，对黄色方框处进行低倍放大，如图2-2-15-9所示

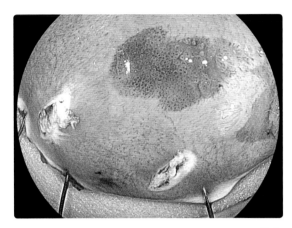

图 2-2-15-9　可见绒毛样腺体结构，密度不一，微血管稍增粗

> **病理所见**

　　鳞状上皮层见异型细胞，约占据上皮层全层，瘤细胞排列拥挤，极性紊乱，细胞核呈卵圆形，核大深染，细胞角化现象不明显，基底膜完整，乳头上移至表面，乳头顶端可见扩张血管，固有层间质有多量炎细胞浸润及纤维组织增生。黏膜肌层完整，黏膜下层，基底侧切缘及周边切缘未见异型细胞（图2-2-15-10，图2-2-15-11）。

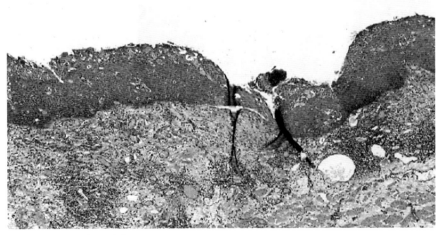

图 2-2-15-10　病理所见

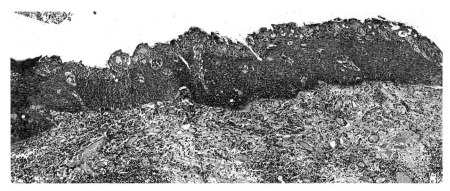

图 2-2-15-11 病理所见

> **病理诊断:** 食管黏膜鳞状上皮高级别上皮内瘤变, 35 mm × 25 mm,
> pT1a-ep, lv(0), v(0), pHM0, pVM0。

▶ 随访所见

术后2个半月随访所见

距门齿28 ～ 33 cm食管左侧壁可见不规则白色瘢痕, 瘢痕平坦, 局部食管腔大小无异常, 局部IPCL无异常, 贲门未见异常 (图2-2-15-12)。

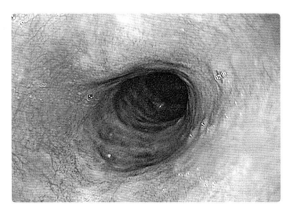

图 2-2-15-12 术后2个半月随访所见

主　诉	上腹不适3个月，加重1个月
病变部位	食管
巴黎分型	0-IIa型
内镜诊断	食管早癌
内镜型号	EG-L590ZW（富士胶片）

性别：男
年龄：66岁

❯ 内镜所见

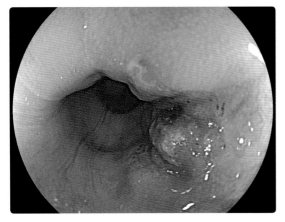

图 2-2-16-1　白光观察，食管后壁可见一浅表隆起性病变，黏膜表面有糜烂

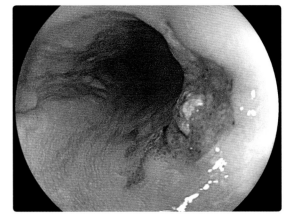

图 2-2-16-2　转换为BLI模式后，病灶边界形态、边界清晰

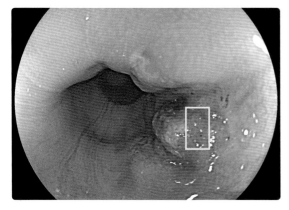

图 2-2-16-3 对黄色方框处进行放大观察，如图 2-2-16-4所示

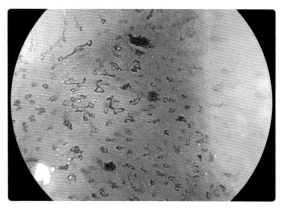

图 2-2-16-4 局部放大观察可见病变部位黏膜表面 IPCL延长、扭曲，管径不一，分型为B1型，边界清晰

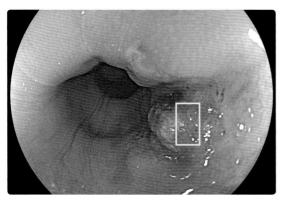

图 2-2-16-5 对黄色方框处进行放大观察，如图 2-2-16-6所示

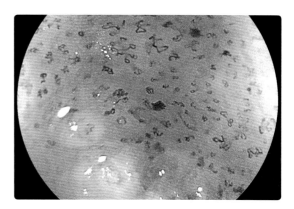

图 2-2-16-6 局部放大观察可见病变部位黏膜表面IPCL 延长、扭曲，管径不一，分型为B1型

➤ 大体标本与内镜放大、病理对照图

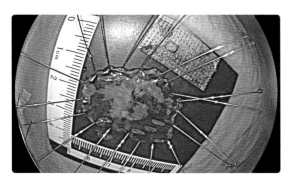

图 2-2-16-7 ESD切除大体标本，不染色区域为病变 范围，如图2-2-16-8所示

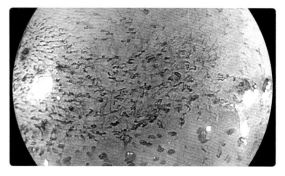

图 2-2-16-8 切下标本后放大观察可见表面IPCL排列 紊乱、扭曲，与在体观察大致相仿

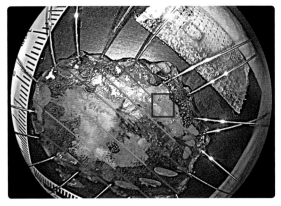

图 2-2-16-9　ESD术后大体标本，红色线条为病灶区域，对红色方框处进行放大观察，如图2-2-16-10所示

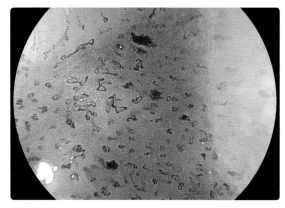

图 2-2-16-10　局部放大观察可见病变部位黏膜表面IPCL延长、扭曲，管径不一

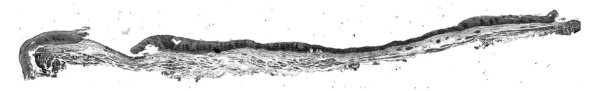

图 2-2-16-11　放大区域对应组织条，放大观察如图2-2-16-12所示

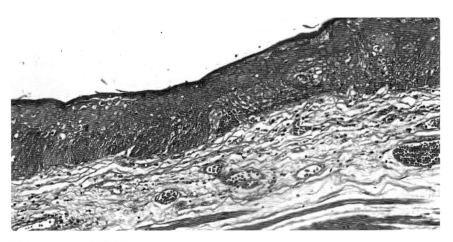

图 2-2-16-12　病理所见

❯ 病理所见

　　鳞状上皮可见异型细胞，占据上皮1/2层以上，瘤细胞排列密集，细胞核呈卵圆形，核稍大深染，细胞角化现象不明显，基底膜完整，乳头上移。黏膜肌层完整，黏膜下层、基底切缘及周边切缘未见异型细胞（图2-2-16-12）。

病理诊断： 食管黏膜鳞状上皮高级别上皮瘤变，type 0-Ⅱa，35 mm × 25 mm，pT1a-ep，lv(0)，v(0)，pHM0，pVM0。

〉 随访所见

术后9天随访所见

距门齿30 cm可见止血夹一枚，远端食管腔明显狭窄，胃镜通过困难；通过内镜置入久虹导丝至远端胃体，循导丝置入硅胶探条渐次扩张，至直径1.5 mm，再进入内镜，扩张部位稍渗血。

术后4个月随访所见

距门齿30 ～ 35 cm食管可见白色瘢痕，周围黏膜纠集，上有止血夹2枚，管腔稍狭窄，胃镜尚可通过，周边黏膜其余部位黏膜未见异常。

术后1年随访所见

距门齿27 ～ 30 cm食管可见白色瘢痕，周围黏膜纠集，管腔稍狭窄，胃镜通过顺利，周边黏膜其余部位黏膜未见异常（图2-2-16-13，图2-2-16-14）。

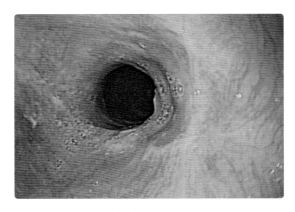

图2-2-16-13 术后1年随访所见

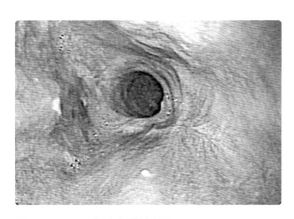

图2-2-16-14 术后1年随访所见

性别：男 年龄：63岁	主　　诉	胸骨后烧灼感一周
	病变部位	食管
	巴黎分型	0-Ⅱb 型
	内镜诊断	食管糜烂
	内镜型号	EG-L590ZW（富士胶片）

内镜所见

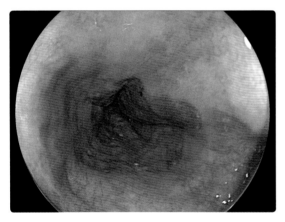 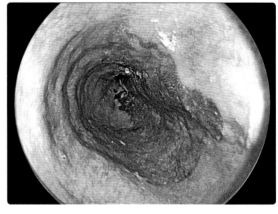

图 2-2-17-1　白光观察可见食管有一处黏膜发红，病变范围占管腔超过半周

图 2-2-17-2　转换为BLI模式后可见病灶的完整轮廓，预计切除范围超过3/4周

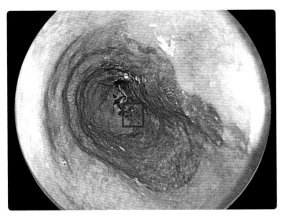

图 2-2-17-3 对红色方框处进行放大观察，如图 2-2-17-4所示

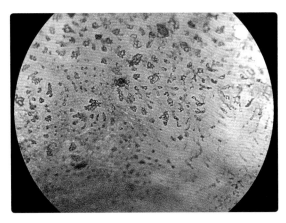

图 2-2-17-4 放大观察：IPCL形态不一，口径不一，并且分布密度不均，AB分型为B2型，可见AVA-small

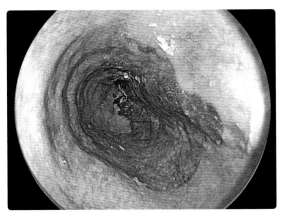

图 2-2-17-5 对红色方框处进行放大观察，如图 2-2-17-6所示

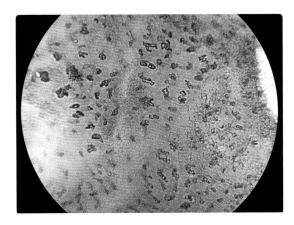

图 2-2-17-6 BLI+放大观察：IPCL形态不一，口径不一，并且分布密度不均

▶ 病理所见

　　鳞状上皮层可见异型细胞，累及上皮全层，瘤细胞排列密集，细胞核呈卵圆形，核稍大深染，细胞角化现象不明显，乳头上移，肿瘤细胞累及食管固有腺导管，固有层间质有多量炎细胞浸润及纤维组织增生，肿瘤组织累及食管固有腺导管，导管基底侧平滑。黏膜肌层完整，黏膜下层，基底切缘及周边切缘未见异型细胞（图 2-2-17-7，图 2-2-17-8，图 2-2-17-9）。

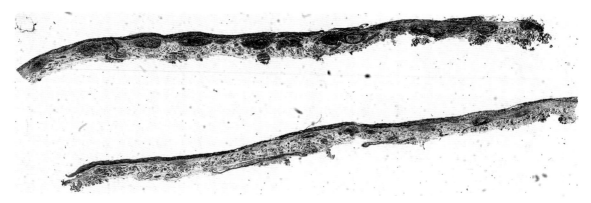

图 2-2-17-7 病理所见

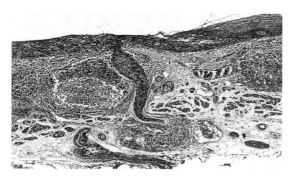

图 2-2-17-8 病理所见

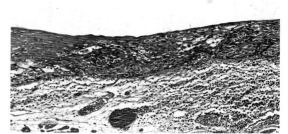

图 2-2-17-9 病理所见

病理诊断： 食管鳞状上皮高级别上皮瘤变（局部高分化鳞癌），type 0-
IIb，pT1a，lv(0)，v(0)，pHM0，pVM0。

病例 18 0-Ⅱa+Ⅱb型

主 诉	发现食管黏膜病变16天
病变部位	食管
巴黎分型	0-Ⅱa+Ⅱb型
内镜诊断	食管早癌
内镜型号	EG-L590ZW（富士胶片）

性别：女
年龄：63岁

> 内镜所见

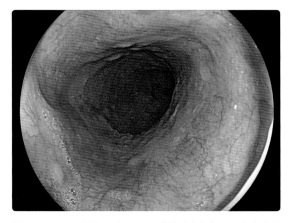

图2-2-18-1 白光观察，可见食管左侧壁及后壁黏膜表面略有粗糙，表面发红

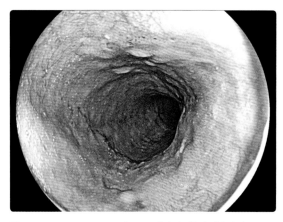

图2-2-18-2 BLI-brt观察可见病变部位黏膜颜色加深，左侧壁黏膜表面粗糙

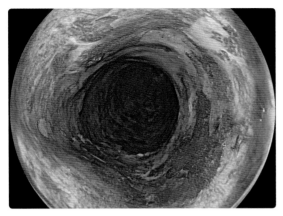

图 2-2-18-3 病变部位卢戈液喷洒，可见病变部位黏膜不着色，边界清晰，占管腔3/4周

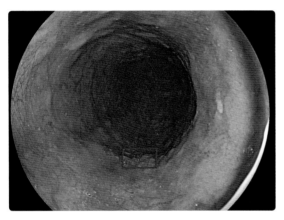

图 2-2-18-4 对红色方框处进行放大观察，如图2-2-18-5所示

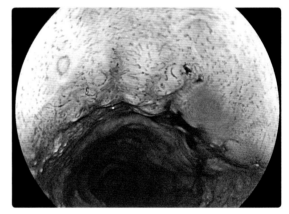

图 2-2-18-5 低倍放大观察可见病变部位表面IPCL形态各异，管径增粗，局部有中断，可见无血管区形成

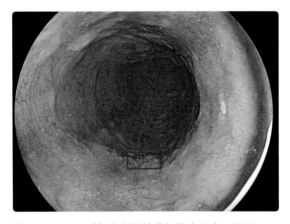

图 2-2-18-6 对红色方框处进行放大观察，如图2-2-18-7所示

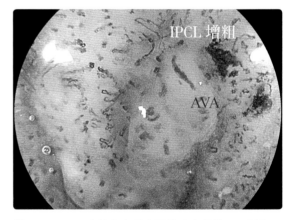

图 2-2-18-7 高倍放大观察可见病变部位IPCL形态各异、扭曲，管径增粗，AB分型为B2型，可见无血管区形成

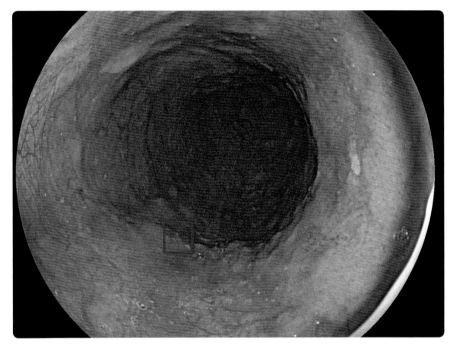

图 2-2-18-8 对红色方框处进行放大观察，如图2-2-18-9所示

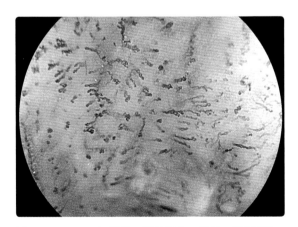

图 2-2-18-9 IPCL紊乱，明显扭曲、延长，粗细不均

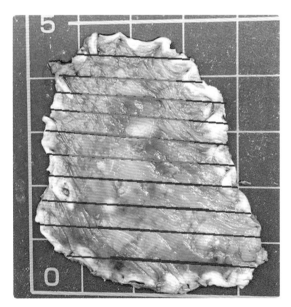

图 2-2-18-10 ESD切除大体标本，红色切线处为鳞癌，橙色切线处为高级别上皮内瘤变

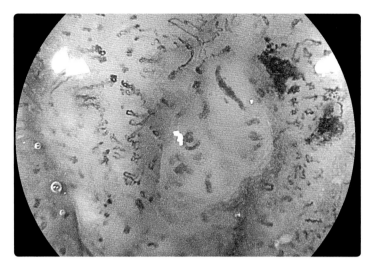

图 2-2-18-11 放大观察出对应组织切片
如图2-2-18-12所示

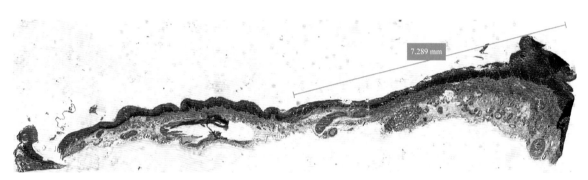

图 2-2-18-12 病理所见

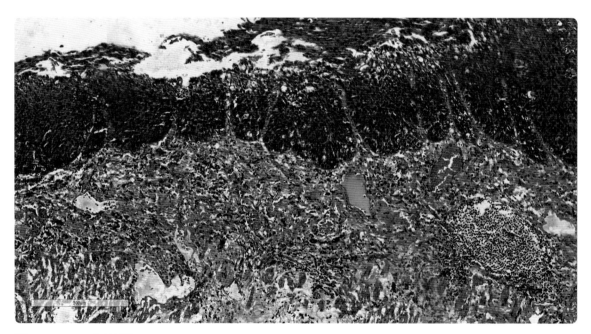

图 2-2-18-13 病理所见

▶ 病理所见

鳞状上皮层可见异型细胞，极性紊乱，累及上皮全层，瘤细胞排列密集，细胞核呈卵圆形，核稍大深染，细胞角化现象不明显，乳头上移，肿瘤细胞排列不规则呈巢团状浸润至黏膜下层（590 μm），间质见多量淋巴细胞浸润及纤维组织增生。基底切缘及周边切缘未见异型细胞（肿瘤组织距基底切缘最短长度约90 μm）。脉管累及情况需根据EVG弹性纤维染色及D2-40免疫组化结果进行判断（图2-2-18-12，图2-2-18-13）。

> **病理诊断：**食管鳞状上皮高级别上皮内瘤变，局部癌变（中分化鳞癌），
> type 0-Ⅱa+b，42 mm × 48 mm，pT1b(590 μm)，lv(-)，v(-)，pHM0，pVM0。

▶ 随访所见

术后7个月随访所见

食管各段黏膜色泽正常，未见溃疡与异常隆起；距门齿30 cm似可见ESD术后瘢痕，贲门无异常（图2-2-18-14）。

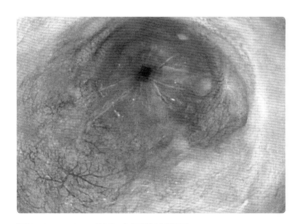

图 2-2-18-14 术后7个月随访所见

观察胃部早癌
病例分析

一、胃内观察要点

二、胃典型病例分析

→

1. 观察流程

相对于食管而言，胃内空间较大，对于内镜亮度要求较高，因此对于胃的观察，首先选用白光或者LCI进行筛查，在发现可疑病变后再采用BLI+放大进行观察。胃内空间较大，要求内镜医生严格按照规范的胃镜检查流程进行检查，避免漏诊。

2. 观察要点

胃黏膜腺体可分为两种，一种是胃底腺，另一种是胃窦腺。两种腺体在放大内镜下呈现完全不同的形态（图3-1-1-1，图3-1-1-2）。目前，胃黏膜放大内镜下分型，主要采用VS分型（图3-1-1-3），根据胃黏膜表面的微结构进行分型，包括胃黏膜的微腺管和微血管走形，分为规则、不规则和缺失。由此可以看出，相对于食管的IPCL分型，胃内的分型较为笼统，并且该分类仅可对病灶的性质做出初步判断，而对于病灶浸润深度的判断仍是目前胃镜精查的难点。在发现可疑病变后，首先观察病变的大体形态，然后逐步放大观察病变表面微结构，同时判断病变边界。而病变浸润深度需结合病变的大体形态，在吸气和充气时的形态变化做出综合判断，这就与内镜医生的临床经验有一定相关性。

除了对病变性质做出判断外，还可以通过黏膜表面的微结构判断病变的分化程度，一般来说腺管结构呈现规则的网格状，血管结构无明显中断提示高分化腺癌，腺管结构不规则伴有融合甚至消失，血管中断等提示中低分化腺癌，而病变的最终诊断需根据整体的情况进行判断，仅靠局部的观察是无法对病变做出准确的诊断。

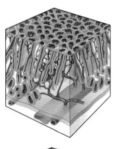
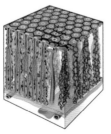
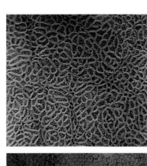

图 3-1-1-1 Hp未感染的
幽门腺黏膜

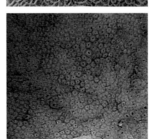

图 3-1-1-2 Hp未感染的
胃底腺黏膜

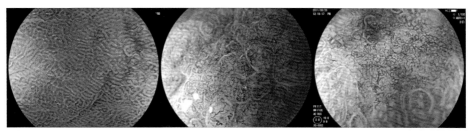

S表面结构：规则　　　　　　　　不规则　　　　　　　　消失

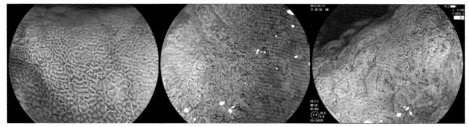

V微血管：规则　　　　　　　　不规则　　　　　　　　消失

图 3-1-1-3　胃黏膜VS分型

V：microvascular pattern，微小血管构造图；

S：microsurface pattern Surface，黏膜表面细微构造；通过V和S结合的组合分类，进行癌/非癌的鉴别

（此图来自：Shigeto Yoshida Department of Endoscopy, Hiroshima General Hospital of West Japan Railway Company.）

病例 1　0-Ⅱa型

主　　诉	中上腹不适2个月
病变部位	胃
巴黎分型	0-Ⅱa型
内镜诊断	胃窦糜烂
内镜型号	EG-L590ZW（富士胶片）

性别：女
年龄：78岁

> **内镜所见**

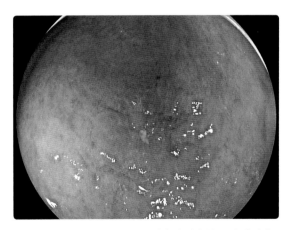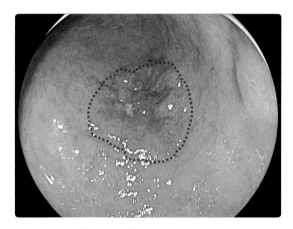

图 3-2-1-1　白光观察可见胃窦部大弯侧有一浅表隆起性病变，表面有溃疡形成

图 3-2-1-2　转换为LCI模式后，病灶局部颜色有强化，边界清晰

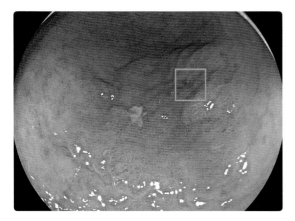

图 3-2-1-3 对绿色方框处进行放大观察，如图 3-2-1-4所示

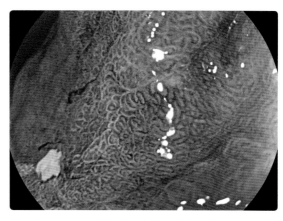

图 3-2-1-4 BLI+低倍放大观察，腺体大小不一，但极性基本一致，微血管管径不一，呈loop样

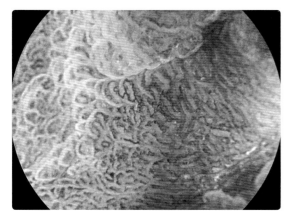

图 3-2-1-5 高倍放大观察可见胃窦部黏膜表面腺管结构紊乱，局部微血管有扩张、迁曲仍呈襻状

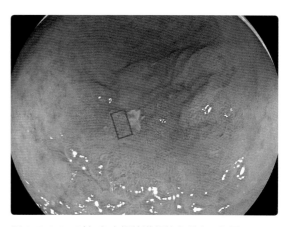

图 3-2-1-6 对红色方框处进行放大观察，如图3-2-1-7所示

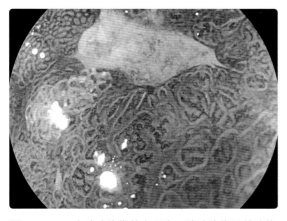

图 3-2-1-7 在溃疡边缘放大观察，溃疡边缘局灶腺体结构增粗，大小不一，有融合；血管增粗、迁曲明显

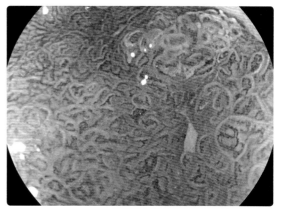

图 3-2-1-8 溃疡边缘局灶腺体结构增粗，大小不一，部分有融合；血管增粗、迁曲明显

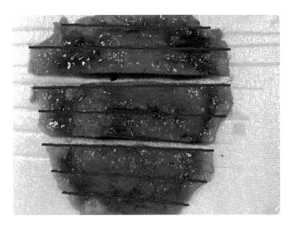

图 3-2-1-9　ESD切除后大体标本，红色线条为病变部位

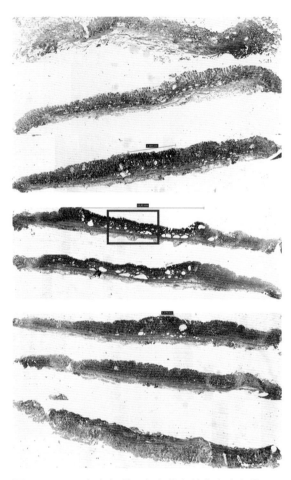

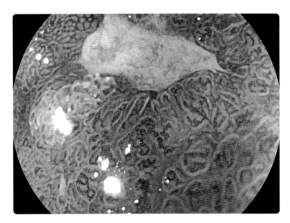

图 3-2-1-11　内镜放大观察，对应组织切片还原图

图 3-2-1-10　组织切片，绿色线条处代表病变范围，红色方框处为高倍观察处

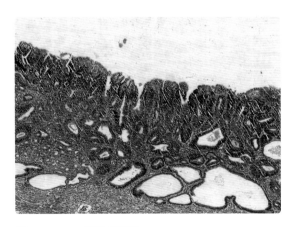

图 3-2-1-12　组织病理图

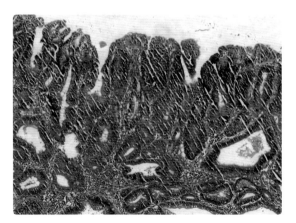

图 3-2-1-13　组织病理图，高倍放大

▷ 病理所见

病理医生A会诊

ESD组织可见异型腺体，呈不规则管状结构，深部腺腔扩张，管腔内可见少量红染物质；肿瘤细胞呈立方形，核稍增大、呈纺锤状，深染，胞核大小不一，核质比增大，胞浆呈嗜酸性，黏液缺乏；间质为结缔组织增生伴慢性炎细胞浸润。脉管内未见明显瘤栓；黏膜肌层完整，黏膜下层，基底及周边切缘未见异型腺体。

> **病理诊断：** 胃窦部腺癌，pType 0-Ⅱa+0-Ⅱc，30 mm×35 mm，tub1，pT1a(M)，UL(-)，ly(0)，v(0)，pHM0，pVM0。

病理医生B会诊

ESD组织可见黏膜表层的异型腺体呈轻度不规则的管状结构，与黏膜表面垂直排列；深部腺腔扩张，管腔内可见少量红染物质；肿瘤细胞呈柱状，核稍增大、深染，呈纺锤状，位于基底部，极性尚存，核仁不明显，核质比增大，胞浆呈嗜酸性，黏液缺乏；间质为慢性炎细胞浸润。黏膜肌层完整，黏膜下层、基底及周边切缘未见异型腺体。

> **病理诊断：** 胃窦部管状腺瘤伴低级别上皮内瘤变，pType 0-Ⅱa+0-Ⅱc，30 mm×35 mm，pT1a(M)，UL(-)，ly(0)，v(0)，pHM0，pVM0。

▷ 随访所见

术后2个半月随访所见

胃窦部大弯处可见一红色瘢痕，表面可见白苔附着，呈类圆形，周边黏膜有纠集，局部胃窦腔稍狭窄，其余部位未见异常（图3-2-1-14，图3-2-1-15，图3-2-1-16）。

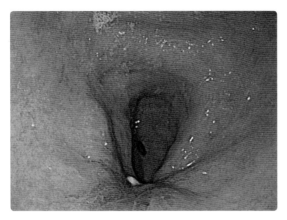

图 3-2-1-14 术后2个半月随访所见

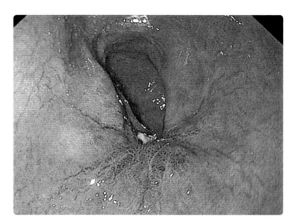

图 3-2-1-15 术后2个半月随访所见

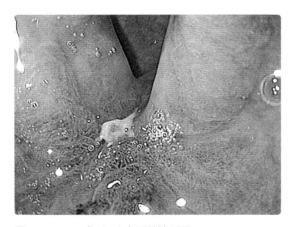

图 3-2-1-16 术后2个半月随访所见

> **专家点评**

　　龚伟教授：这个病例是典型的胃窦早癌，内镜诊断胃窦糜烂不太准确，溃疡边有平坦延伸，可以考虑胃窦表浅隆起性病变等，LCI和BLI放大的图像都不错，放大的几个图像有的征象主要是微表面结构的排列紊乱，大小不一，形态和方向性紊乱，微血管结构的粗细不等，扭曲变形，密度增高。如果还有其他图像，可以考虑加色素染色观察边界，对病变边界区域放大观察。该病例的ESD病理至少是高级别上皮内瘤变，最后的病理诊断应该加切缘和脉管评价的情况。

病例 2 0-Ip型

主 诉	上腹部不适半年
病变部位	胃
巴黎分型	0-Ip 型
内镜诊断	胃窦早癌
内镜型号	EG-L590ZW（富士胶片）

性别：女
年龄：67岁

内镜所见

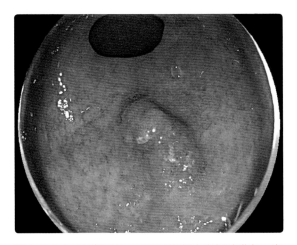

图 3-2-2-1 白光观察，可见胃窦部大弯侧黏膜有一隆起性病灶，表面发红，边界清楚

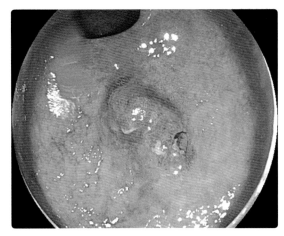

图 3-2-2-2 LCI模式观察可见病变部位黏膜红色更深，周围黏膜颜色对比明显

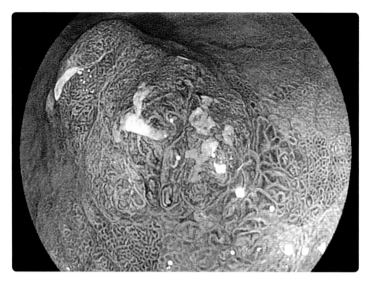

图 3-2-2-3 BLI低倍放大观察可见病变部位黏膜表面腺管结构和血管走形明显紊乱,并可见病灶表面有两处线状凹陷,考虑为活检瘢痕

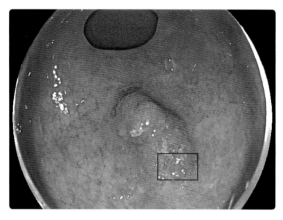

图 3-2-2-4 红色方框处进行放大观察,如图3-2-2-5所示

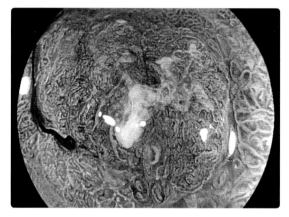

图 3-2-2-5 BLI贴近放大观察可见病变部位表面血管走形增粗、紊乱,呈树枝样,部分区域腺管融合

> **病理所见**

　　ESD组织可见异型腺体呈乳头状、不规则管状结构,向黏膜表面隆起。部分区域腺管大小形状明显不规则,可见分枝、出芽结构,部分管腔内可见红染分泌物;肿瘤细胞呈柱状或立方形,核增大、深染,呈纺锤状或圆形,排列高低不齐,部分达胞质顶端,核质比增大,可见核仁,并可见少量核分裂,胞质呈嗜酸性,黏液缺乏;间质慢性炎细胞浸润。黏膜肌层完整,黏膜下层、基底及周边切缘未见异型腺体(图3-2-2-6,图3-2-2-7)。

病理诊断:(胃窦)绒毛状管状腺瘤伴高级别上皮内瘤变，27 mm×18 mm，pHM0，pVM0。

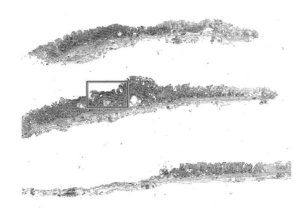

图 3-2-2-6　病理所见

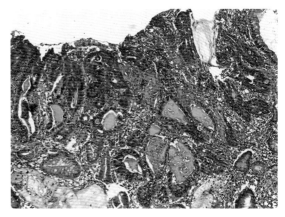

图 3-2-2-7　病理所见

主　　诉	体检发现贲门早癌1周
病变部位	胃
巴黎分型	0-Ⅱc 型
内镜诊断	贲门早癌
内镜型号	EG-L590ZW（富士胶片）

性别：男
年龄：50岁

▶ 内镜所见

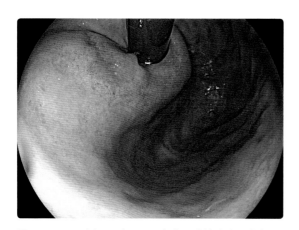

图 3-2-3-1　贲门后壁可见一表浅凹陷性病变，发红，边界欠清

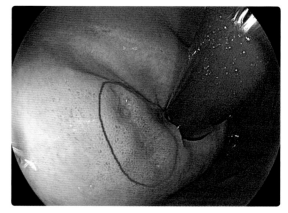

图 3-2-3-2　白光观察可见贲门部后壁一浅表凹陷性病变，大小约0.5 cm×1.0 cm，病变周围黏膜充血，边界显示欠清

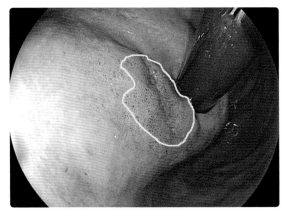

图 3-2-3-3 LCI模式观察，可见贲门部病变呈现紫红色，而周围正常黏膜颜色相对较淡，呈粉红色，病变边界显示与白光相比，更为清晰

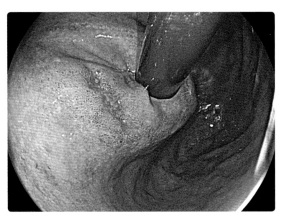

图 3-2-3-4 BLI-brt模式适合中远距离观察，可见病变部位黏膜颜色与周围正常黏膜相比颜色加深

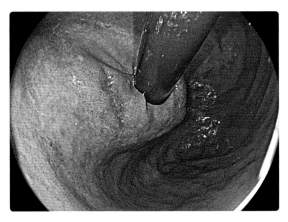

图 3-2-3-5 BLI-brt模式适合中远距离观察，可见病变部位黏膜呈褐色，有边界

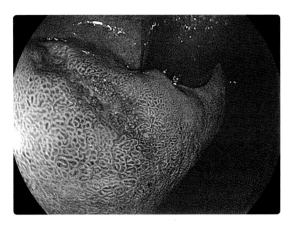

图 3-2-3-6 BLI+微放大观察可见病变部位黏膜呈褐色，有边界

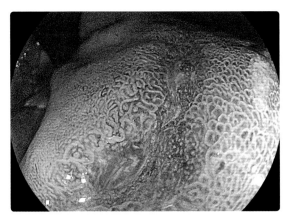

图 3-2-3-7 病变低倍放大观察，凹陷中央部分腺体破坏，凹陷边缘腺管开口粗大；微血管增粗、迂曲

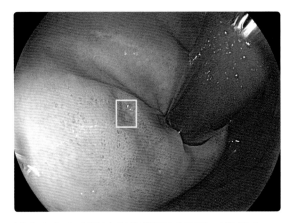

图 3-2-3-8 黄色方框处进行放大观察，如图3-2-3-9所示

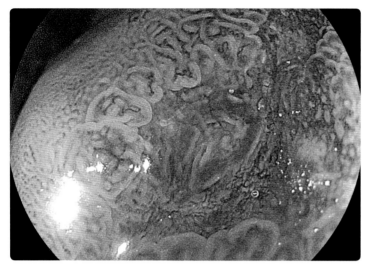

图 3-2-3-9　病灶处与周围正常组织相比局部黏膜腺管融合和血管扭曲，部分血管襻破坏，并可见迂曲的新生血管及白色球状物质

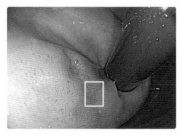

图 3-2-3-10　黄色方框处进行放大观察，如图3-2-3-11所示

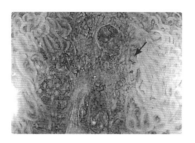

图 3-2-3-11　凹陷周围血管扭曲，部分血管襻破坏（红色箭头所示），并可见树枝样血管及新生血管

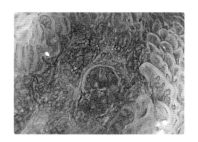

图 3-2-3-12　局部放大可见病变结构与周围正常腺管结构分界清晰，病变中央腺管结构消失

> **大体标本与内镜放大、病理对照图**

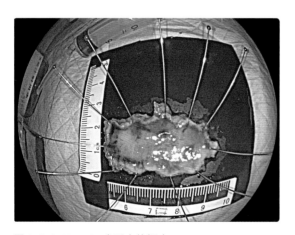

图 3-2-3-13　ESD术后大体标本

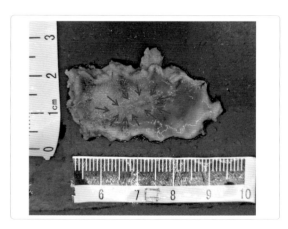

图 3-2-3-14　红色箭头所指为病灶处，呈凹陷型

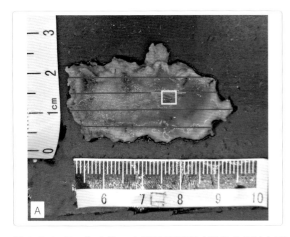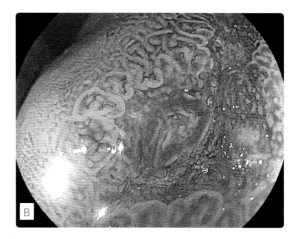

图 3-2-3-15　为大体、内镜局部观察（黄色方框处）对应图（A、B）

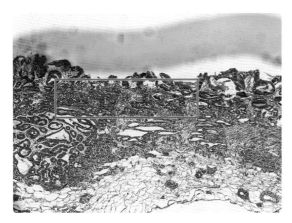

图 3-2-3-16　病理所见

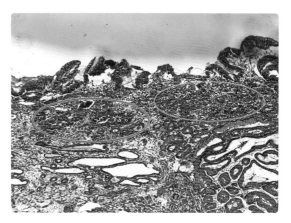

图 3-2-3-17　病理所见

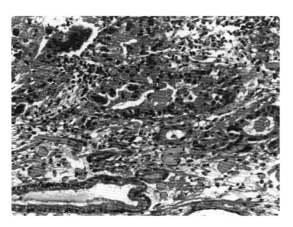

图 3-2-3-18　病理所见

▶ 病理所见

ESD组织可见黏膜中央凹陷区域（标记处）部分腺管结构不清晰，走行与表面黏膜不垂直；高倍镜见肿瘤细胞呈立方形或柱状，核大、深染，大小不等，形状不规则，极性紊乱，胞质呈嗜酸性，黏液缺乏；间质炎症反应明显。黏膜肌层完整，黏膜下层、基底及周边切缘未见异型腺体（图3-2-3-17，图3-2-3-18，图3-2-3-19）。

> **病理诊断：** 贲门部黏膜高级别上皮内瘤变L，pType 0-IIc tub1，pT1a，UL(-)，ly(0)，v(0)，pHM0，pVM0。

▶ 专家点评

施新岗教授：本病例为早癌贲门癌，病变范围较小，诊断相对简单，但根据患者术后病理科发现，内镜下表现与术后病理并不完全相符。通过放大内镜观察，可以见到腺管融合，或者腺体结构消失等癌变的表现，但是需要结合患者病史，该患者近期曾行胃镜活检，目前所看到的内镜下表现有可能是活检后的表现，而并非该病灶的实际情况。因此，在诊断的时候就需要考虑活检带来的干扰，以免做出错误的判断。

病例 4 0-IIc 型

主　　诉	上腹部不适1个月
病变部位	胃
巴黎分型	0-IIc 型
内镜诊断	胃窦早癌
内镜型号	EG-L590ZW（富士胶片）

性别：男
年龄：72岁

> **内镜所见**

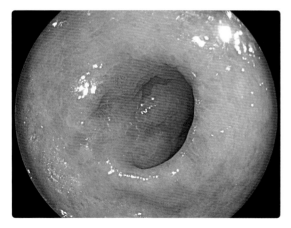 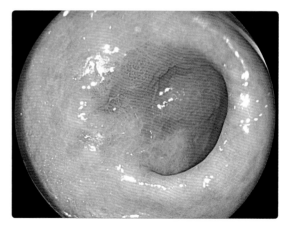

图 3-2-4-1　白光观察胃窦部前壁有一浅表凹陷性病变，表面少量白苔附着，周围黏膜发红

图 3-2-4-2　LCI模式观察可见胃窦前壁病变处黏膜呈紫红色，中央凹陷处红色强化

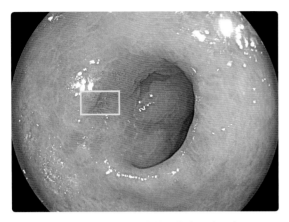

图 3-2-4-3　对黄色方框处进行放大观察，如图 3-2-4-4所示

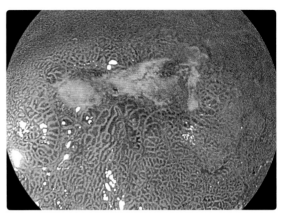

图 3-2-4-4　低倍放大观察，表面黏液未冲洗干净，中央凹陷部位黏膜无法观察，但可见病灶边界清晰，部分黏膜粗大

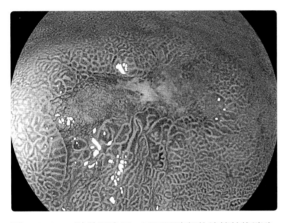

图 3-2-4-5　冲洗干净后，可见凹陷部位腺管结构消失

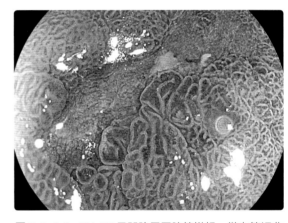

图 3-2-4-6　BLI+ME示凹陷周围腺管增粗，微血管迂曲

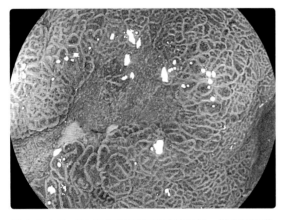

图 3-2-4-7　BLI+ME示凹陷周围腺管增粗，微血管迂曲

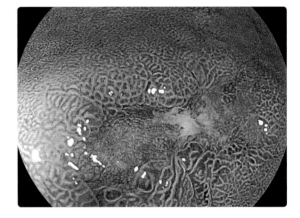

图 3-2-4-8　局部放大观察可见凹陷部位腺管结构消失，血管纹理呈网格状，周围黏膜紊乱、粗大，边界清晰

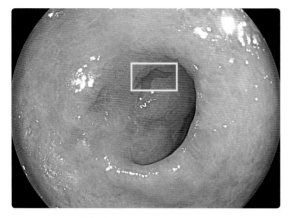

图 3-2-4-9　黄色方框处进行放大观察，如图3-2-4-10 所示

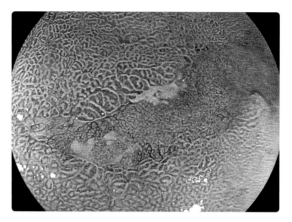

图 3-2-4-10　BLI+ME示凹陷内腺体绒毛样结构消失，微血管呈网格样

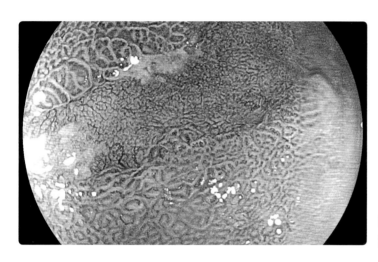

图 3-2-4-11　放大观察可见凹陷部位表面腺管结构消失，血管纹理呈网格状

> **大体标本与内镜放大图**

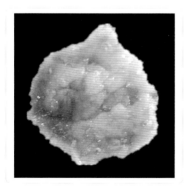

图 3-2-4-12　ESD术后大体标本，病变处凹陷，边界清晰

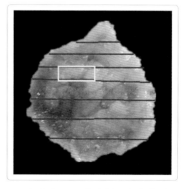

图 3-2-4-13　根据复原图将内镜图与组织病理图相对应

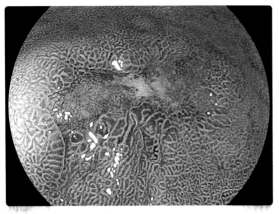

图 3-2-4-14　内镜放大图

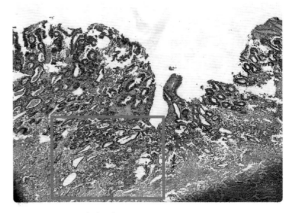

图 3-2-4-15　组织病理图

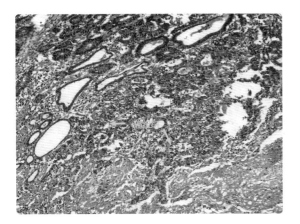

图 3-2-4-16　病理复原图

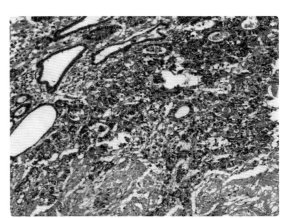

图 3-2-4-17　病理复原图

▶ 病理所见

　　ESD组织可见黏膜凹陷区域周边大部分腺管形态较规则，走行与黏膜表面垂直，细胞立方形或柱状，核大、深染，异型（4～14）；凹陷区域中央腺管结构杂乱，极性消失，腺管之间的间质减少，甚至出现腺管"背靠背"现象，可见较多新生小腺管或实性细胞簇向黏膜肌层内浸润性生长（4～15），高倍镜见肿瘤细胞呈立方形，核大、深染，大小不等，形状不规则，核仁明显，胞质少（4～16）。基底及周边切缘未见异型腺体（图3-2-4-18）。

　　病理诊断：胃窦部管状腺瘤，伴高级别上皮内瘤变，局部癌变（高分化腺癌），pType 0-Ⅱa+Ⅱc，20 mm×22 mm，pT1a(m)，UL(-)，ly(0)，v(0)，pHM0，pVM0。

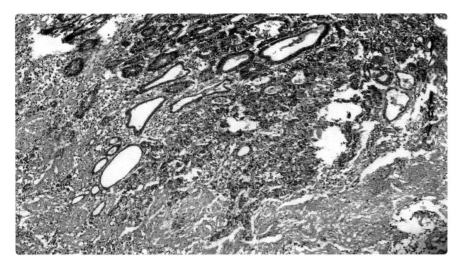

图 3-2-4-18　病理所见

〉 随访所见

术后 2 个月随访所见

胃窦部小弯黏膜纠集，表面糜烂，局部附着白苔，表面两枚止血夹存留，周围黏膜正常（图 3-2-4-19）。

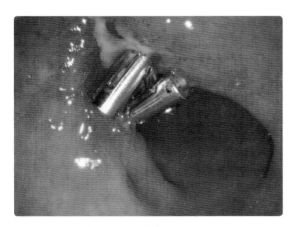

图 3-2-4-19　术后 2 个月随访所见

龚伟教授：该病例也是胃窦早癌，有一个疑问是这个病例不确定是一个病变还是两个相邻的病变，白光后面的这个放大，在糜烂后肛侧也就是图像3点的区域感觉有边界，内部有密集爬行的结构。两处凹陷的血管密度都很高，紊乱，有破碎的感觉，边缘出现了斜行的塌陷边界，这个征象要考虑分化程度可能不好。这个病变最后病理复原图肛侧病变没有标注出来，另外复原图没有标注病理类型。还有就是，病理提示凹陷周围都是高分化的癌，内镜只看到了凹陷处的血管，所以还需要对照一下，隆起区域有多少癌成分，是不是两个凹陷相连的区域，然后证实是一个病变还是两个病变。

病例 5　0-Ip型

性别：男
年龄：72岁

主　　诉	上腹部不适1个月
病变部位	胃
巴黎分型	0-Ip型
内镜诊断	贲门部黏膜隆起
内镜型号	EG-L590ZW（富士胶片）

▶ 内镜所见

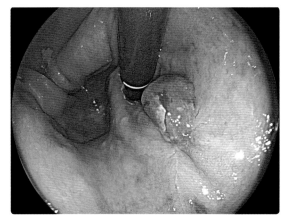

图3-2-5-1　白光观察，可见贲门部有一黏膜隆起，表面糜烂远端黏膜有纠集

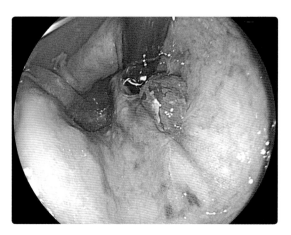

图3-2-5-2　用LCI模式观察，可见病变部位黏膜颜色呈紫红色，边界清晰

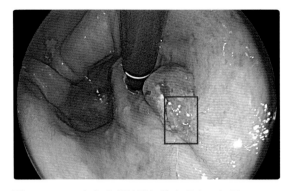

图 3-2-5-3 红色方框处进行放大观察，如图3-2-5-4所示

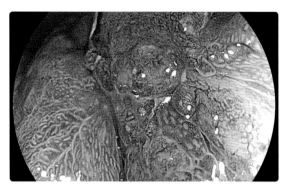

图 3-2-5-4 局部放大观察可见黏膜纠集，腺管结构紊乱、部分消失，血管呈不规则形，明显扩张、迁曲，可见白色球状物质

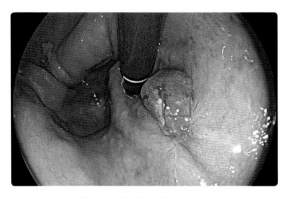

图 3-2-5-5 蓝色方框处进行放大观察，如图3-2-5-6所示

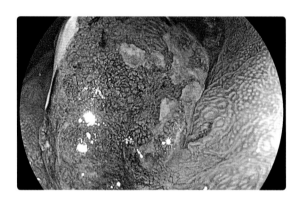

图 3-2-5-6 BLI放大内镜观察可见网格状血管结构，并且有少量新生的肿瘤血管

▶ 大体标本与内镜放大图

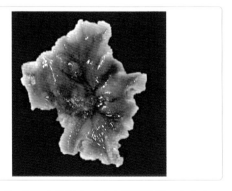

图 3-2-5-7 ESD大体标本，病变呈凹陷型，中央有结节样隆起，周围黏膜纠集，个别皱襞末端增大

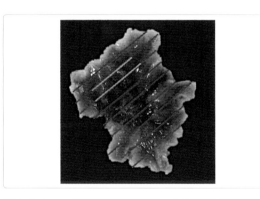

图 3-2-5-8 橘色线条代表腺瘤，红色线条代表高级别上皮内瘤变

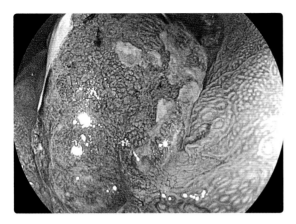

图 3-2-5-9　内镜放大图

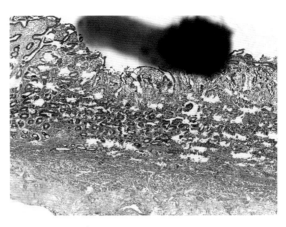

图 3-2-5-10　病理所见

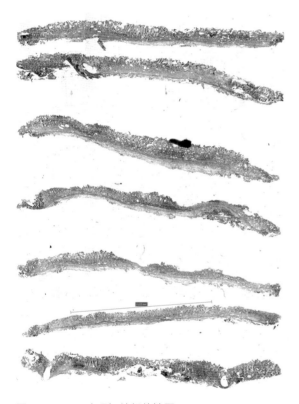

图 3-2-5-11　病理切片低倍镜图

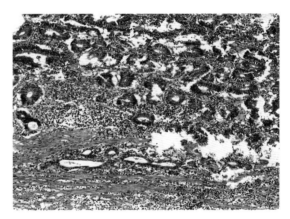

图 3-2-5-12　病理所见

> **病理所见**

　　肿瘤组织呈腺管状排列，极性不明显，细胞立方形，核大而圆，核仁明显，胞质少。间质炎症反应明显，黏膜肌层平滑肌增生并向固有层延伸（图3-2-5-12）。

病理医生A诊断：贲门部管状腺瘤，伴高级别上皮内瘤变，25 mm × 20 mm，pHM0，pVM0。

病理医生B诊断：贲门部高级别上皮内瘤变，局灶癌变，pType 0-Ⅱa+ Ⅱc，tub1 > tub2 > por1，pT1a(M)，UL(-)，ly(-)，v(-)，pHM0，pVM0。

▶ 随访所见

术后2个月随访所见

贲门小弯黏膜颜色变红、纠集，表面多枚止血夹存留（图3-2-5-13，图3-2-5-14）。

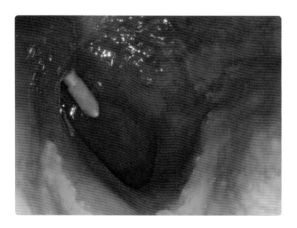

图3-2-5-13　术后2个月随访所见

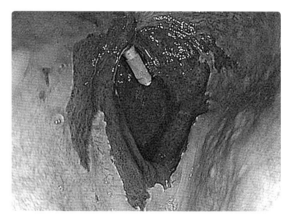

图3-2-5-14　术后2个月随访所见

▶ 专家点评

龚伟教授：这个不是一个典型病变，主要是白光下亚蒂病变发红，局部有明显瘢痕聚集，需要结合既往是否有局部治疗过的病史，放大确实看到病变表面有大量密集的血管，棕色改变。一般这样尺寸的息肉样病变，有不规则的结构出现，又有皱襞集中，常需要考虑黏膜下浸润癌的可能。病理诊断是腺瘤有高级别的成分，病理图不太理想，表面细胞坏死明显，下方还有紊乱和密集的结构，甚至向黏膜肌穿行，病理还需要再看看有没有中低分化的癌和黏膜肌浸润的可能。

主　诉	发现"胃体早癌"1周
病变部位	胃
巴黎分型	0-Ⅱc型
内镜诊断	贲门部早癌
内镜型号	EG-L590ZW（富士胶片）

性别：男
年龄：70岁

❯ 内镜所见

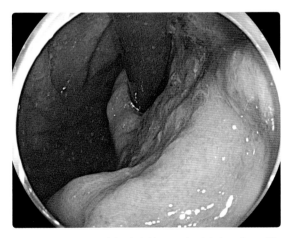 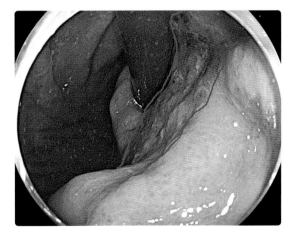

图 3-2-6-1　LCI见贲门小弯处一凹陷型病变，在LCI模式下呈紫红色，有一定的边界

图 3-2-6-2　LCI模式直接观察，病灶形态和边界均一目了然

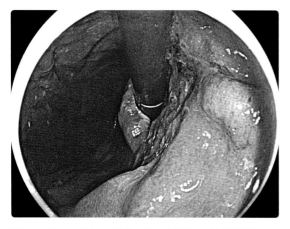

图 3-2-6-3 BLI+brt 模式：病灶呈褐色，边界清晰

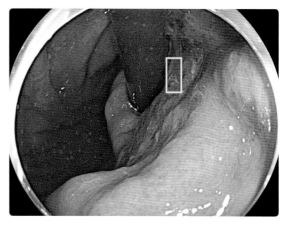

图 3-2-6-4 对黄色方框处进行放大观察，如图3-2-6-5 所示

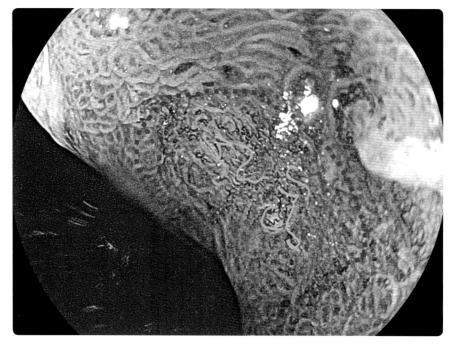

图 3-2-6-5 局部放大观察可见病变部位表面血管结构紊乱，呈不规则形，腺管消失，似可见白色球状物质

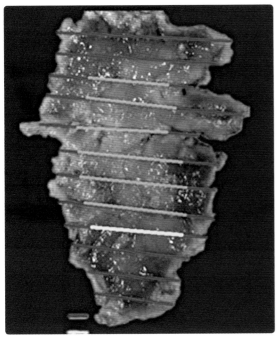

图 3-2-6-6　ESD术后大体标本，病变呈凹陷型，病理复原图（橘色代表高级别上皮内瘤变、黄色线条代表低级别上皮内瘤变）

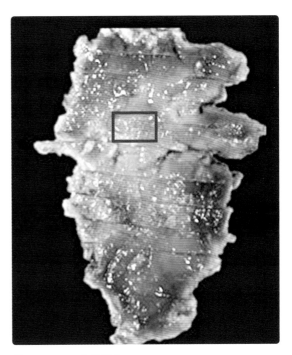

图 3-2-6-7　大体标本

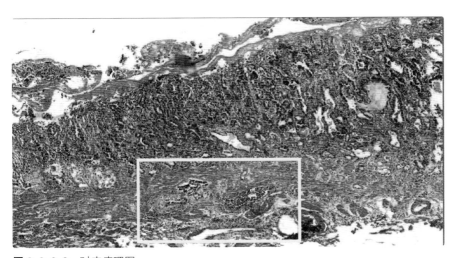

图 3-2-6-8　对应病理图

ESD组织可见腺体呈不规则管状结构，大小不一，密集排列；肿瘤细胞呈立方形，细胞核大深染，排列拥挤，部分核仁明显，核质比高，胞质嗜酸性，间质为结缔组织增生伴慢性炎细胞浸润。黏膜下层、基底切缘未见异型腺体，肿瘤组织接近一侧水平切缘（图3-2-6-9）。

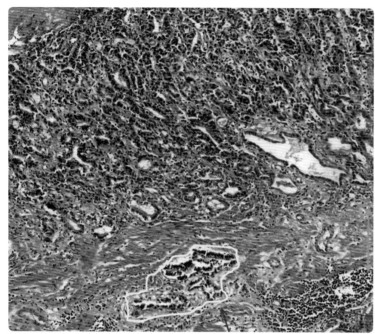

黏膜肌层

异型腺体浸润黏膜肌层

图 3-2-6-9　病理所见

病理诊断：（胃体上近贲门部）黏膜上皮腺瘤样增生，伴高级别上皮内瘤变，pType 0- Ⅱa+ Ⅱc，32 mm×50 mm，tub2，pT1a(mm)，UL(-)，ly(0)，v(0)，pHM0，pVM0。

术后2个月随访所见

　　于贲门至胃体上部小弯、后壁处可见一线形瘢痕，周围黏膜充血水肿明显，腺体排列尚规则（图3-2-6-10）。

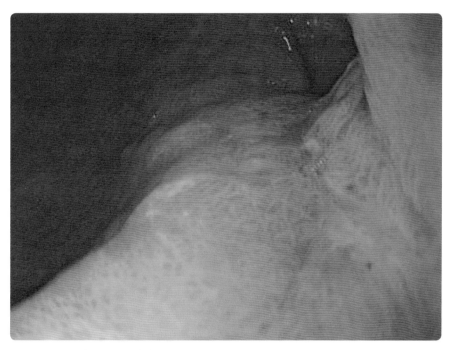

图 3-2-6-10　术后2个月随访所见

主　　诉	上腹部不适10天
病变部位	胃
巴黎分型	0-Ⅱc 型
内镜诊断	胃溃疡慢性萎缩性胃炎
内镜型号	EG-L590ZW（富士胶片）

性别：男
年龄：51岁

▶ 内镜所见

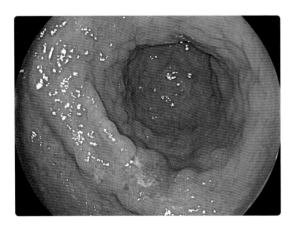

图 3-2-7-1　胃窦明显萎缩，于胃窦部大弯侧可见一凹陷上覆薄苔，周围黏膜发红，边界欠清，背景黏膜可见较多白色小结节

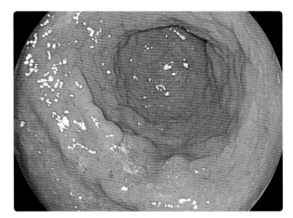

图 3-2-7-2　转换为LCI模式后病灶处颜色呈紫红色，边界较白光清楚，但仍旧不明显

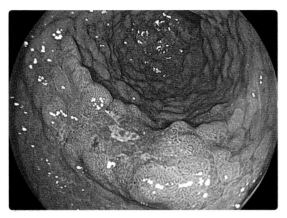

图 3-2-7-3　BLI观察示病灶呈褐色，边界较白光明显，但细微结构显示不清

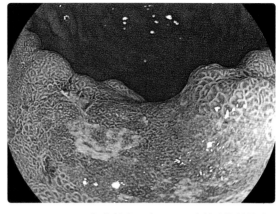

图 3-2-7-4　BLI低倍放大观察可见凹陷处腺管结构紊乱，血管呈网格状，边界清晰

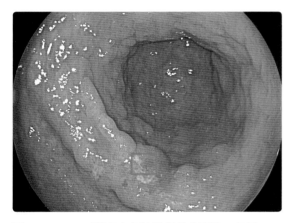

图 3-2-7-5　对蓝色方框处进行放大观察，如图3-2-7-6所示

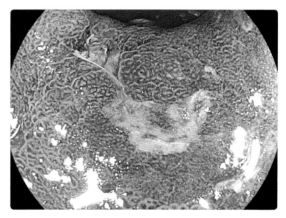

图 3-2-7-6　局部高倍放大观察，可见黏膜表面血管分布呈较规则的网状结构，腺管结构基本存在，极向尚一致

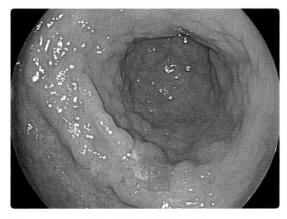

图 3-2-7-7　对蓝色方框处进行放大观察

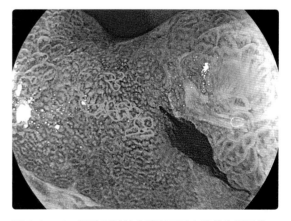

图 3-2-7-8　凹陷区域放大观察可见血管结构呈网格状改变，提示分化型，白色线条勾勒的是血管结构

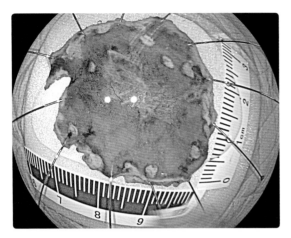

图 3-2-7-9 ESD术后大体标本,可见病灶呈凹陷型,上有白苔,周围血管扩张明显

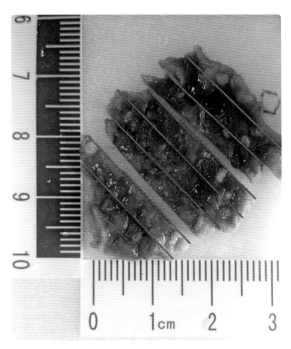

图 3-2-7-10 病理复原图,红色切线代表病变区域

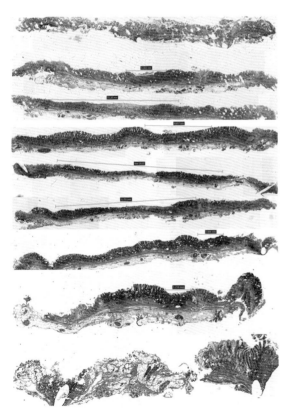

图 3-2-7-11 病理切片低倍镜图,绿色线条范围代表病变长度

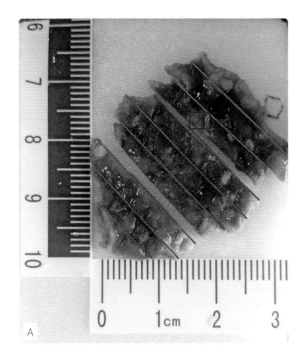
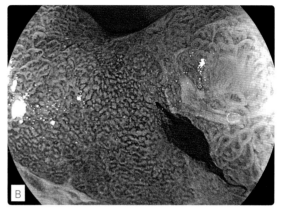
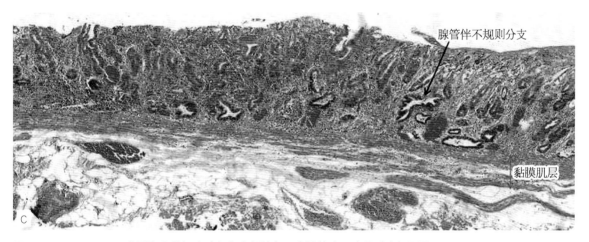

腺管伴不规则分支

黏膜肌层

图 3-2-7-12 A、B、C分别为大体标本（红色方框处）、内镜放大、病理对应复原图

▶ 病理所见

ESD组织可见异型腺体，呈不规则管状结构，大小不一，部分管腔扭曲可见分支；肿瘤细胞呈立方形，核大深染、呈卵圆形，极性消失，核仁明显，核质比高，胞质呈嗜酸性；间质未见肿瘤浸润，炎症反应明显，可见淋巴组织增生及淋巴滤泡形成。脉管内未见明显瘤栓；黏膜肌层完整，黏膜下层，基底及周边切缘未见异型腺体（图3-2-7-13，图3-2-7-14）。

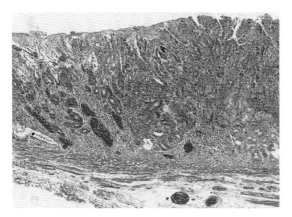

图 3-2-7-13　病理所见

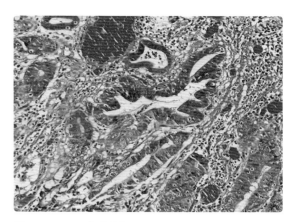

图 3-2-7-14　病理所见

病理医生A诊断：（胃窦）管状腺瘤伴高级别上皮内瘤变，pType 0-Ⅱc，33 mm×30 mm，pT1a(M)，UL(-)，ly(0)，v(0)，pHM0，pVM0。

病理医生B诊断：胃窦部高级别上皮内瘤变，局灶癌变，pType 0-Ⅱc，33 mm×30 mm，tub1 > tub2，pT1a(M)，UL(-)，ly(0)，v(0)，pHM0，pVM0。

▶ 随访所见

术后两个半月随访所见

胃窦部大弯侧黏膜可见一红色瘢痕，大小约3.0 cm×3.5 cm，呈类圆形，周边黏膜有纠集（图3-2-7-15，图3-2-7-16）。

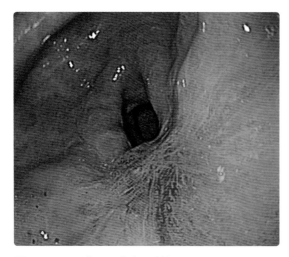

图 3-2-7-15　术后两个半月随访所见

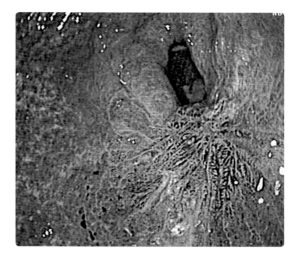

图 3-2-7-16　术后两个半月随访所见

　　施新岗教授：本例病变位于胃窦部，需要内镜医生在弥漫性萎缩的背景中找到可疑的病变，并且需要准确判断病灶的边界。对于这样的病灶仅在白光下判断边界略有难度，因此可以采用LCI和BLI低倍放大来判断病灶边界。对于这样的病灶，判断边界重点根据血管形态，因为病灶边缘也是萎缩的腺体结构。所以，在观察萎缩性胃炎伴肠化明显的区域时，要求内镜医生格外认真仔细，提高对可疑病变的敏感性，争取做到不漏病变。

主　诉	间断上腹部不适2个月
病变部位	胃
巴黎分型	0-Ⅱa+Ⅱc型
内镜诊断	胃窦溃疡（性质待定）
内镜型号	EG-L590ZW（富士胶片）

性别：男
年龄：64岁

> **内镜所见**

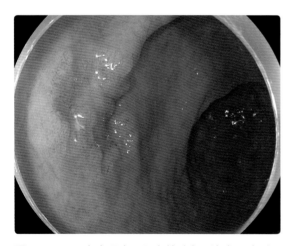

图 3-2-8-1　白光观察，胃窦前壁有一浅表凹陷型病灶，表面发红

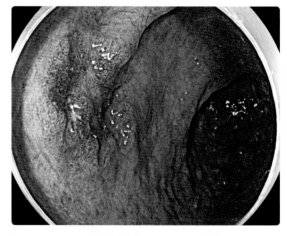

图 3-2-8-2　胃窦部前壁有一 Ⅱa+ Ⅱc型病变，采用FICE模式观察，边界清晰

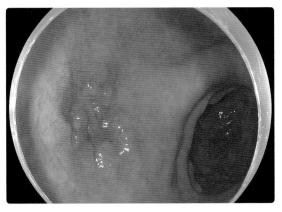

图 3-2-8-3　蓝色方框处放大观察，如图3-2-8-4所示

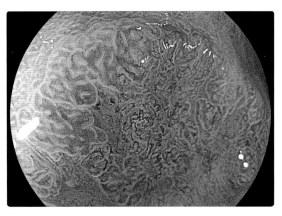

图 3-2-8-4　BLI+ME示病灶边界清晰，病变部位部分黏膜腺管结构部分消失、增粗，血管结构紊乱、迂曲，呈襻状

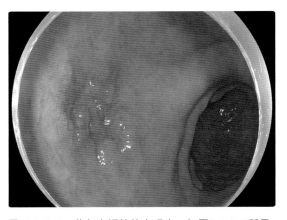

图 3-2-8-5　蓝色方框处放大观察，如图3-2-8-6所示

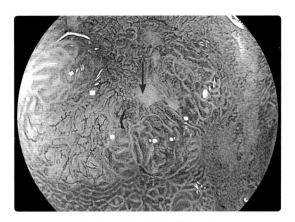

图 3-2-8-6　部分区域血管消失（箭头所示），周围可见迂曲血管及异常较粗的血管；边界清晰

> **大体标本与内镜放大、病理对照图**

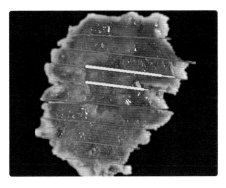

图 3-2-8-7　ESD术后大体标本取材，黄色线条代表高级别上皮内瘤变，红色线条代表腺癌

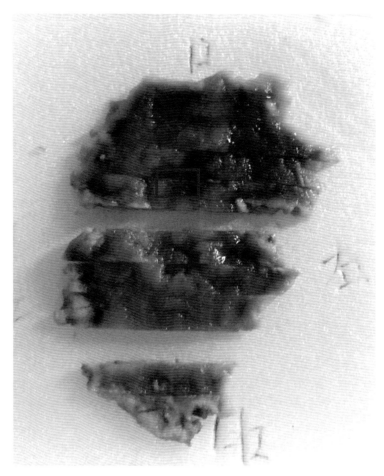

图 3-2-8-8 对框内标本放大观察

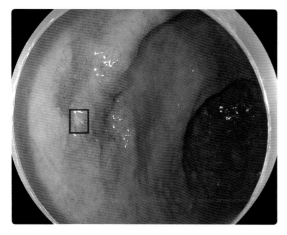

图 3-2-8-9 红色方框放大观察

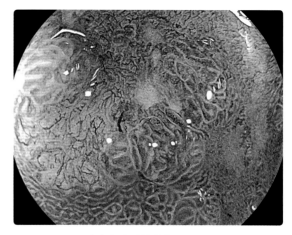

图 3-2-8-10 病变中央腺体结构消失，血管紊乱

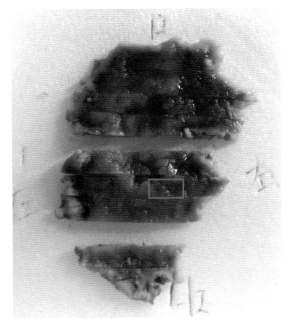

图 3-2-8-11 对框内标本

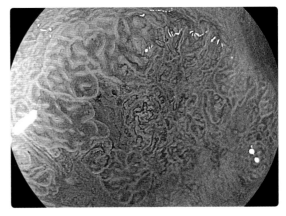

图 3-2-8-12 内镜图与病理标本相对应

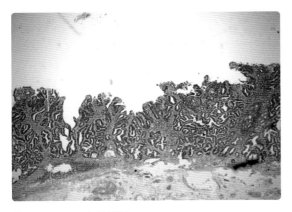

图 3-2-8-13 病理所见

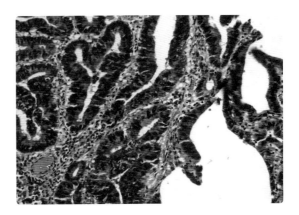

图 3-2-8-14 病理所见

❯ 病理所见

腺体呈不规则管状结构，大小形态不规则，管腔扭曲可见分支，部分管腔扩张，腔内见增生的上皮细胞簇及坏死，部分腺管呈"背靠背"或"共壁"现象（→）。肿瘤细胞呈立方形，核大深染、异型，核仁明显，胞质少；可见单个或小簇瘤细胞浸润间质（↑）。间质淋巴组织增生，可见淋巴滤泡形成。肿瘤侵及固有层，脉管内未见明显瘤栓；黏膜下层，基底及周边切缘未见异型腺体（图3-2-8-13，图3-2-8-14）。

病理诊断: 胃窦管状腺瘤伴高级别上皮内瘤变,灶性癌变(高分化腺癌)pType 0-Ⅱa+ Ⅱc,pT1a(M),UL(-),ly(0),v(0),pHM0,pVM0。

随访所见

术后2个月随访所见

于胃角近前壁见ESD瘢痕,周围黏膜纠集、充血,尚有止血夹4枚,血管及腺体结构尚规则(图3-2-8-15)。

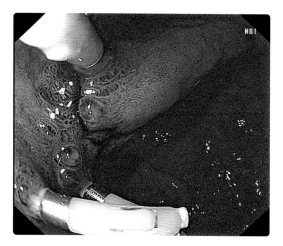

图 3-2-8-15 术后2个月随访所见

术后8个月随访所见

于胃角处可见一红色瘢痕,腺体大小稍不均,排列尚规则,并可见一枚止血夹,周围黏膜纠集(图3-2-8-16)。

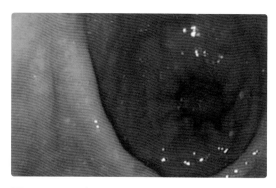

图 3-2-8-16 术后8个月随访所见

病例 9 0-Ⅱa+Ⅱc型

性别：男 年龄：61岁	

主　诉	反复上腹部闷痛10余年，再发10余天
病变部位	胃
巴黎分型	0-Ⅱa+Ⅱc型
内镜诊断	胃窦黏膜隆起（性质待定）
内镜型号	EG-L590ZW（富士胶片）

❯ 内镜所见

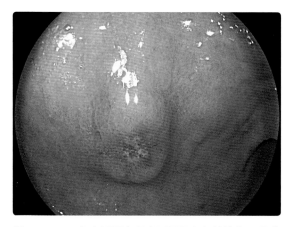

图 3-2-9-1　白光近距离观察可见胃窦部前壁有一黏膜隆起，从形态来看与痘疮样胃炎难以区分

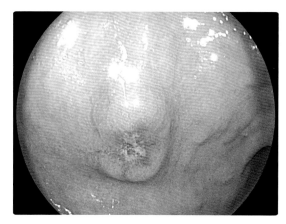

图 3-2-9-2　LCI观察与普通白光观察所见一致

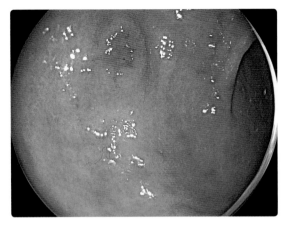

图 3-2-9-3 将病灶中央的黏液冲洗干净，可见隆起中央略有凹陷，中央发红

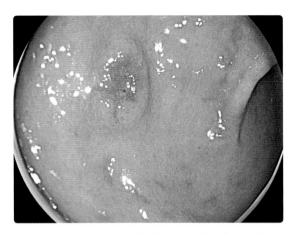

图 3-2-9-4 LCI观察病灶中央可见红色强化，与普通痘疮常形成的紫色明显不同

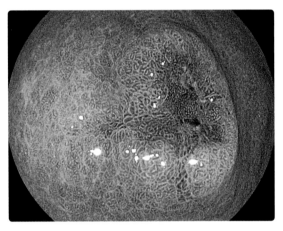

图 3-2-9-5 低倍放大观察，可见病灶中央结构与边缘明显不同

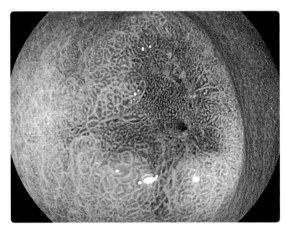

图 3-2-9-6 病灶中央微结构紊乱，血管呈网格状，绒毛样腺体显示不清，与普通炎症表现明显不同

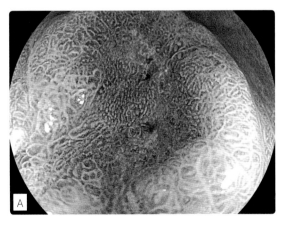

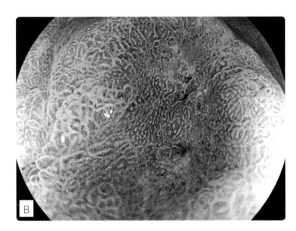

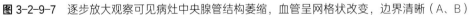

图 3-2-9-7 逐步放大观察可见病灶中央腺管结构萎缩，血管呈网格状改变，边界清晰（A、B）

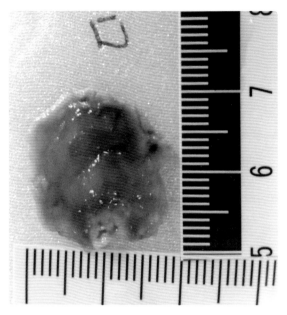

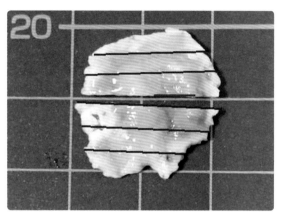

图 3-2-9-8　ESD术后大体标本，见病灶呈浅表隆起，中央凹陷，发红

图 3-2-9-9　病理复原图，红色线条代表病变区域

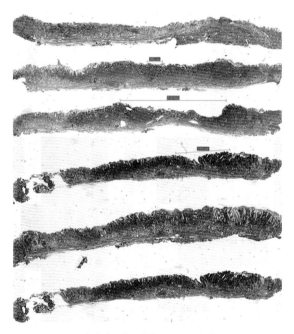

图 3-2-9-10　组织切片低倍镜图，绿色代表病灶部分

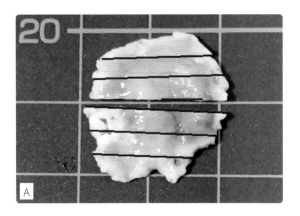

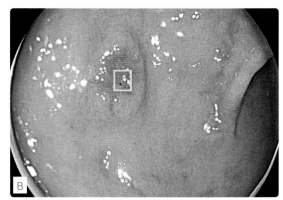

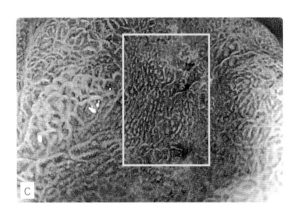

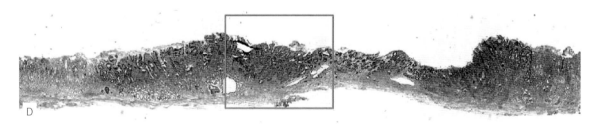

图 3-2-9-11 大体标本、内镜放大、病理对应复原图（A～D）

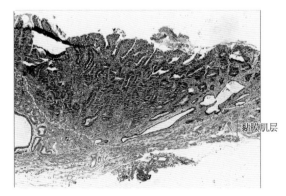

图 3-2-9-12 病理所见

ESD组织可见异型腺体，呈大小不一的不规则管状结构，部分管腔扭曲，深部腺体管腔扩张；肿瘤细胞呈立方形，核稍大，呈卵圆形或纺锤状，深染，核质比增大，排列拥挤，极性紊乱，胞质嗜酸性，固有层间质见明显结缔组织增生。黏膜肌层完整，黏膜下层、基底切缘及周边切缘未见异型腺体，脉管内未见明显瘤栓（图3-2-9-12）。

> **病理诊断：** 管状腺瘤，伴高级别上皮内瘤变，pType 0- Ⅱa+0- Ⅱc，20 mm×20 mm，tub1，pT1a(M)，UL(-)，ly(0)，v(0)，pHM0，pVM0。

病例 10　0-Ⅱc+Ⅱa型

主　　诉	体检发现胃窦高级别上皮内瘤变7天
病变部位	胃
巴黎分型	0-Ⅱc+Ⅱa型
内镜诊断	胃窦部早癌
内镜型号	EG-L590ZW（富士胶片）

性别：男
年龄：62岁

> **内镜所见**

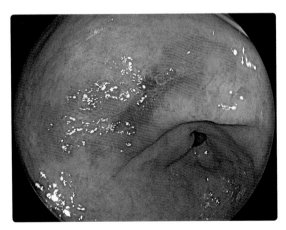 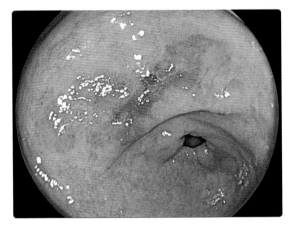

图 3-2-10-1　白光观察可见胃窦部小弯侧黏膜发红，有一Ⅱc型病变

图 3-2-10-2　LCI观察病灶中央颜色强化明显，呈红色，边界清晰

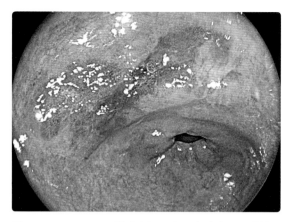

图 3-2-10-3 BLI-brt模式中远距离观察病变，见病灶处呈褐色，有边界

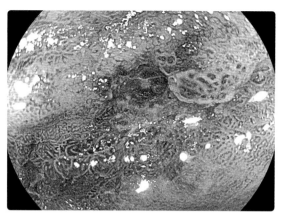

图 3-2-10-4 BLI低倍放大可见病灶中央凹陷部位腺管结构消失，周围局部腺管结构紊乱，血管增粗、迂曲

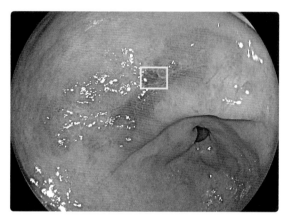

图 3-2-10-5 黄色方框处进行放大观察，如图3-2-10-6所示

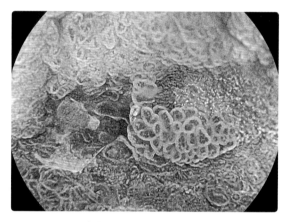

图 3-2-10-6 水中局部放大观察可见局部绒毛样腺管结构消失，微血管迂曲明显，凹陷处微血管呈网格样

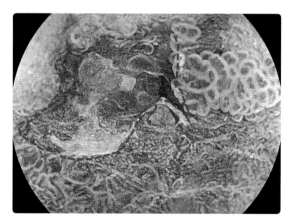

图 3-2-10-7 红色虚线内为腺体结构消失区域，微血管密集

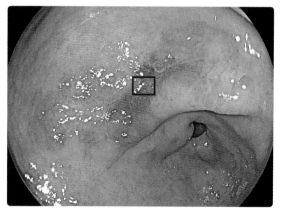

图 3-2-10-8 蓝色方框处进行放大观察，如图3-2-10-9所示

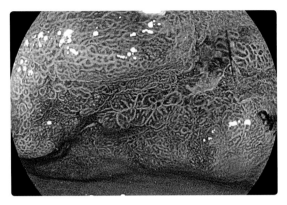

图 3-2-10-9 BLI+ME（低倍）可见腺体大小不一，排列紊乱

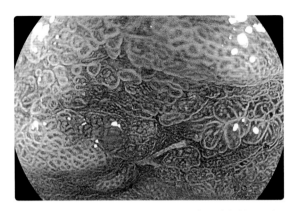

图 3-2-10-10 进一步放大可见网格状的微血管，局部边界清晰

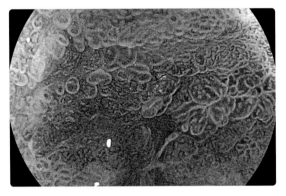

图 3-2-10-11 局部放大观察可见该处黏膜表面腺管结构分布密度不均，部分腺体有融合，血管走形紊乱，但尚呈网格样，未见明显新生血管

▶ 大体标本与内镜放大、病理对照图

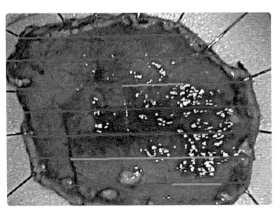

图 3-2-10-12 ESD术后标本，可见病灶为凹陷型，表面发红，黄色切线代表高级别上皮内瘤变，红色代表腺癌

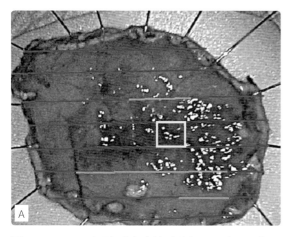
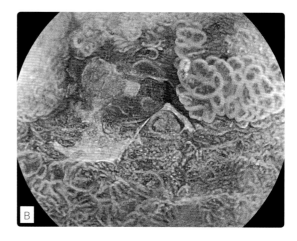

图 3-2-10-13　病理标本与内镜对应复原图（A、B）

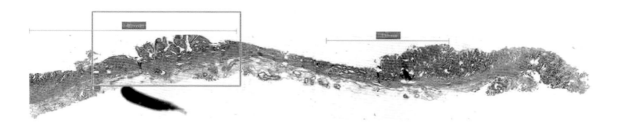

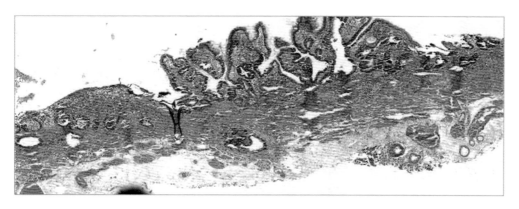

图 3-2-10-14　对应病理切片图

　　ESD组织可见异型腺体，呈大小不一的不规则管状结构，管腔扭曲；肿瘤细胞呈立方形，核大深染，拥挤排列，可见假复层，核质比高，胞质嗜酸性腺管内衬少量杯状细胞，间质为结缔组织增生伴慢性炎细胞浸润，黏膜深部可见少量幽门腺，腺上皮无异型性。黏膜肌层可见肿瘤腺体浸润，黏膜下层、基底切缘及周边切缘未见异型腺体，脉管内未见明显瘤栓（图3-2-10-15）。

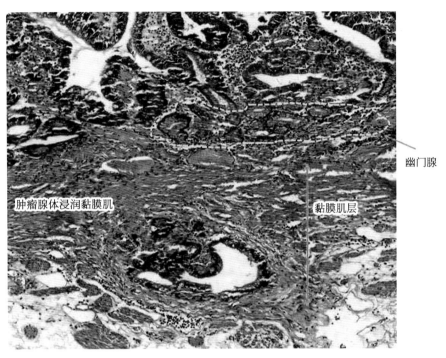

幽门腺

肿瘤腺体浸润黏膜肌

黏膜肌层

图 3-2-10-15　病理所见

　　病理诊断：胃窦部黏膜腺瘤样增生，伴高级别上皮内瘤变，局灶癌变，pType 0- Ⅱc，45 mm × 30 mm，tub1，pT1a(mm)，UL(-)，ly(0)，v(0)，pHM0，pVM0。

> 随访所见

术后2个半月随访所见

胃窦部小弯侧ESD术后改变，可见止血夹残留，周围黏膜充血水肿，胃窦变形狭小，内镜尚可通过。

术后8个半月随访所见

胃窦部小弯侧ESD术后改变，可见止血夹残留，周围黏膜充血水肿，可见一大小约0.3 cm×0.4 cm溃疡，表面有白苔，胃窦变形狭小，内镜尚能通过（图3-2-10-16，图3-2-10-17）。

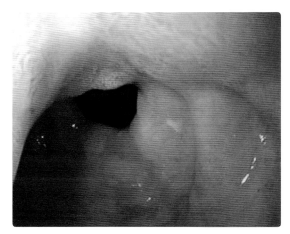 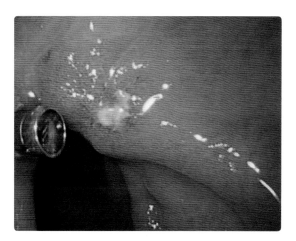

图 3-2-10-16　术后8个半月随访所见　　　　图 3-2-10-17　术后8个半月随访所见

> 专家点评

吴齐主任：这是一个胃窦小弯侧的病灶，病变范围较大，BLI放大内镜可基本明确病灶性质，并且边界清晰。但是病理诊断尚有些疑问，该病变的病理诊断是否应该为"累腺"？

主　　诉	体检发现贲门早期癌1月余
病变部位	胃
巴黎分型	0-Ⅱc型
内镜诊断	贲门溃疡
内镜型号	EG-L590ZW（富士胶片）

性别：男
年龄：71岁

▶ 内镜所见

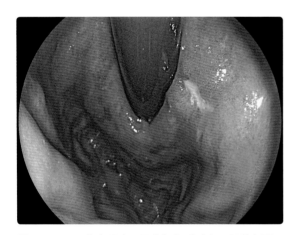

图 3-2-11-1　白光观察可见贲门部后壁有一凹陷上覆白苔，周围黏膜充血、水肿

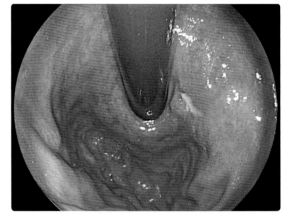

图 3-2-11-2　LCI观察可见凹陷周边黏膜充血，发红，边界模糊

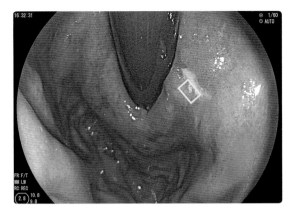

图 3-2-11-3　对黄色方框处进行放大观察，如图3-2-11-4所示

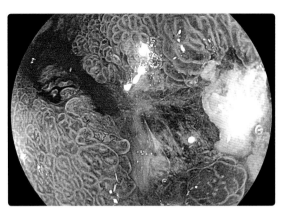

图 3-2-11-4　BLI+ME示凹陷一侧边缘腺管结构相对规则，但血管明显扭曲，凹陷中央结构观察不清

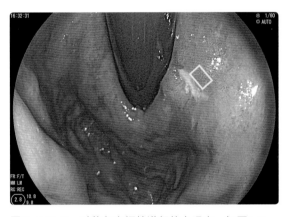

图 3-2-11-5　对黄色方框处进行放大观察，如图3-2-11-6所示

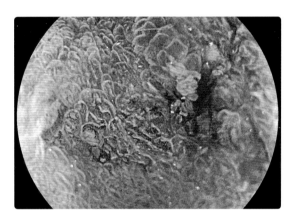

图 3-2-11-6　BLI+ME示腺上皮呈绒毛样改变，方向一致，但大小不一；微血管增粗、迂曲

▶ 大体标本与内镜放大、病理对照图

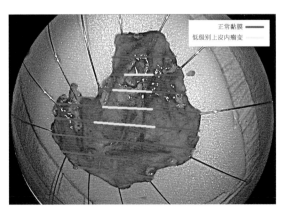

图 3-2-11-7　ESD术后大体标本，病灶为凹陷性

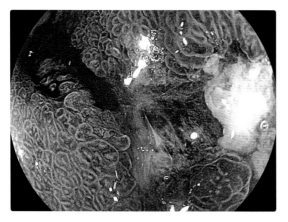

图 3-2-11-8 内镜放大图

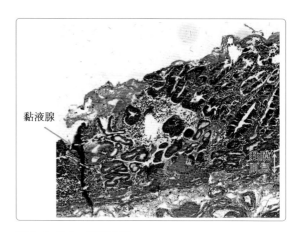

图 3-2-11-9 病理所见

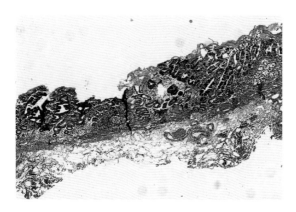

图 3-2-11-10 低倍放大图

▶ 病理所见

　　ESD组织可见异型腺体，呈大小不一的不规则管状结构，管腔扭曲；肿瘤细胞呈立方形，细胞核排列拥挤，核大深染，核质比高，胞质嗜酸性，黏膜深部可见少量黏液腺，腺上皮细胞无异型性，间质为结缔组织增生伴慢性炎细胞浸润。黏膜肌层完整，黏膜下层、基底切缘及周边切缘未见异型腺体，脉管内未见明显瘤栓（图3-2-11-9，图3-2-11-10）。

病理诊断：

病理医生A诊断：胃体部黏膜腺瘤样增生，伴低级别上皮内瘤变，pType 0-Ⅱc, tub1, pT1a(M), UL(-), ly(0), v(0), pHM0, pVM0。

病理医生B诊断：胃体部高级别上皮内瘤变，pType 0-Ⅱc, tub1, pT1a(M), UL(-), ly(0), v(0), pHM0, pVM0。

❯ 病理点评

这个切片的大部分是典型的低级别，中央有一表浅溃疡，溃疡边缘的两个腺管有核仁，类似高级别或溃疡边缘的炎症反应性改变。该病人之前在我科会诊过活检切片，报告是癌变，可能那个浅溃疡就是活检造成的，就是局灶的癌变被活检夹掉了，所谓的"一点癌"。

❯ 随访所见

术后4个月随访所见

胃底后壁见一白色瘢痕，表面见数枚钛夹残留（图3-2-11-11）。

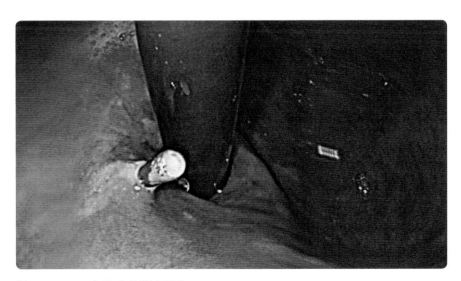

图 3-2-11-11 术后4个月随访所见

主　诉	反复中上腹隐痛2年，再发3周余
病变部位	胃
巴黎分型	0-Ⅱc型
内镜诊断	胃体糜烂（性质待定）
内镜型号	EG-L590ZW（富士胶片）

性别：男
年龄：63岁

> **内镜所见**

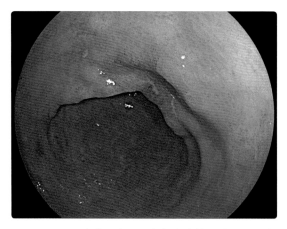

图 3-2-12-1 白光观察，胃角部小弯偏后壁可见一浅表凹陷型病变，远距离观察病灶边界不清晰

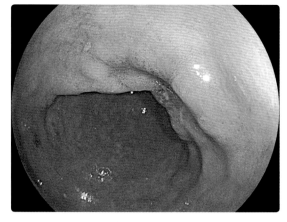

图 3-2-12-2 LCI模式远距离观察可见在充气相时病变形态和整体轮廓难以观察病灶为凹陷型，表面呈紫红色

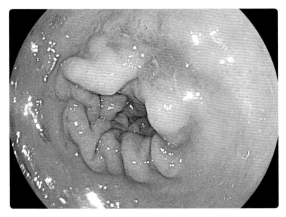

图 3-2-12-3 在吸气相可见病变整体显示清楚,中央有浅凹陷,表面呈紫红色

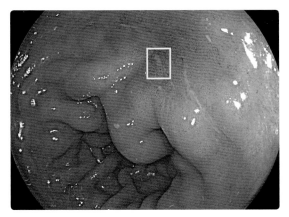

图 3-2-12-4 黄色方框处放大观察如图3-2-12-5所示

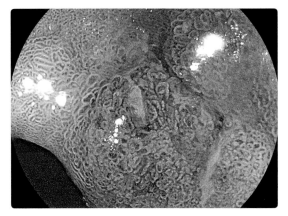

图 3-2-12-5 凹陷部位放大观察可见腺管结构存在,局部模糊,与周围正常黏膜腺管结构不同,但血管走形尚可,未见明显异形血管

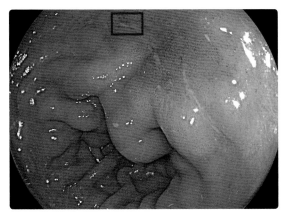

图 3-2-12-6 蓝色方框处放大观察如图3-2-12-7所示

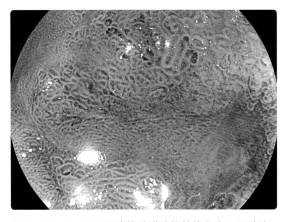

图 3-2-12-7 可见凹陷处黏膜腺管结构存在,凹陷边缘部分腺管结构粗糙,未见明显异型血管

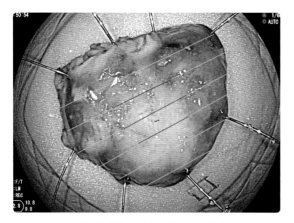

图 3-2-12-8　红色线代表高级别上皮内瘤变

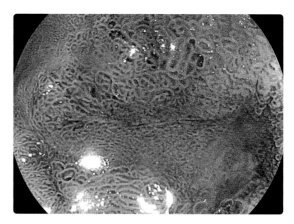

图 3-2-12-9　对应内镜复原图

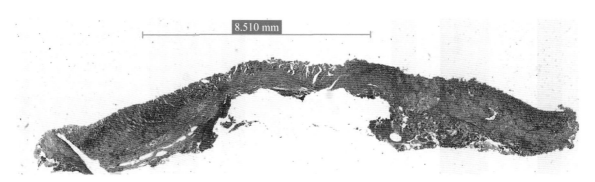

图 3-2-12-10　对应病理组织图

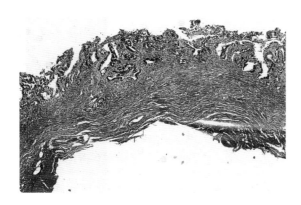

图 3-2-12-11　病理所见

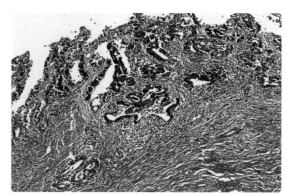

图 3-2-12-12　病理所见

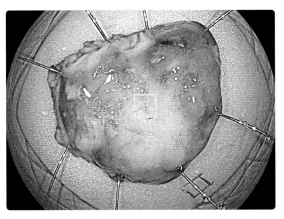

图 3-2-12-13　框内组织

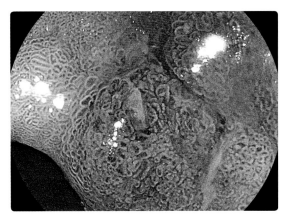

图 3-2-12-14　对应内镜复原图

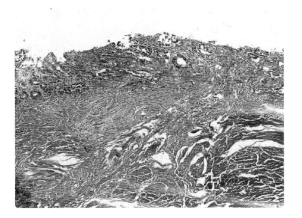

图 3-2-12-15　病理所见

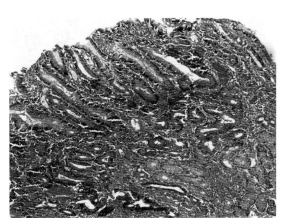

图 3-2-12-16　病理所见

▷ 病理所见

　　ESD组织可见异型腺体，呈大小不一的不规则管状结构及细长指状结构，部分管腔扭曲伴有不规则分支；肿瘤细胞呈柱状，核卵圆形或杆状，深染，排列高低不齐，胞质嗜酸性，腺管内衬少量杯状细胞，间质活动性炎症明显，部分上皮变性坏死，结构破碎。黏膜肌层增生、向固有层延伸，固有层及黏膜下层可见明显纤维化，基底切缘及周边切缘未见异型腺体，脉管内未见明显瘤栓（图3-2-12-15，图3-2-12-16）。

> **病理诊断：**（胃体）黏膜腺瘤样增生，伴高级别上皮内瘤变，pType 0-
> Ⅱc，26 mm × 25 mm，tub1 > pap，pT1a(M)，UL(+)，ly(0)，v(0)，pHM0，
> pVM0。

病例 13　0-IIc型

主　　诉	中上腹痛20天
病变部位	胃
巴黎分型	0-IIc型
内镜诊断	贲门糜烂（性质待定）
内镜型号	EG-L590ZW（富士胶片）

性别：男
年龄：72岁

▶ 内镜所见

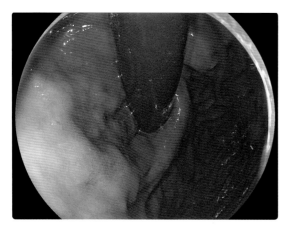

图 3-2-13-1　白光观察可见贲门部前壁有一浅表凹陷性病灶，凹陷表面有结节状隆起

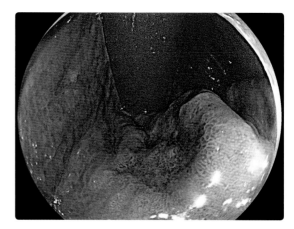

图 3-2-13-2　FICE观察凹陷内呈褐色，肛侧缘边界尚清晰

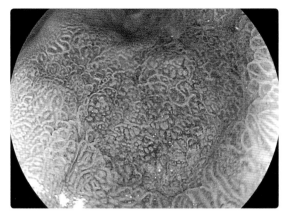

图 3-2-13-3 病灶中央进行放大，BLI+放大示腺管低平，大小不一，微血管增粗、迂曲，有明显的边界

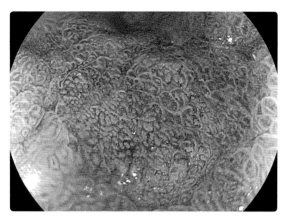

图 3-2-13-4 低倍放大观察可见病灶全貌，中央凹陷部位腺管结构紊乱，血管呈网格状

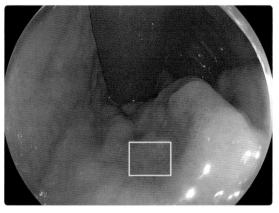

图 3-2-13-5 黄色方框处进行放大观察，如图3-2-13-6所示

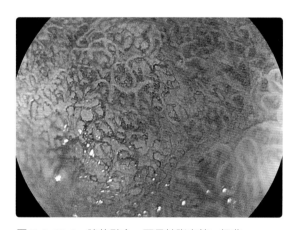

图 3-2-13-6 腺体融合，可见扩张血管、扭曲

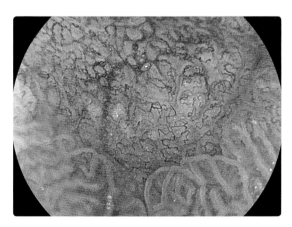

图 3-2-13-7 腺体结构消失，可见不规则血管网

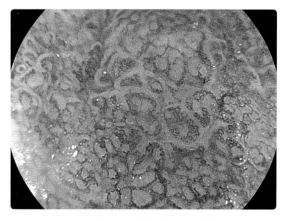

图 3-2-13-8 凹陷部位黏膜腺管结构消失，血管纹理不规则，与周围正常黏膜分界清晰

　　ESD组织可见异型腺体，呈大小不一的不规则管状结构，黏膜深部肿瘤腺体呈囊性扩张，管腔内可见红染坏死物；肿瘤细胞呈立方形，核大、深染，排列紊乱，胞核大小不一，核质比明显增大，胞质呈嗜酸性；间质为结缔组织增生伴慢性炎细胞浸润，脉管内未见明显瘤栓；肿瘤腺体浸润至黏膜肌层；黏膜下层、基底及周边切缘未见异型腺体（图3-2-13-9，图3-2-13-10，图3-2-13-11）。

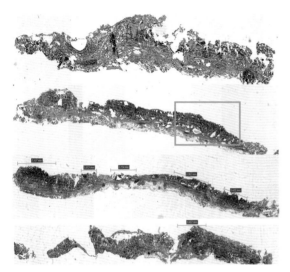

图 3-2-13-9　病理所见

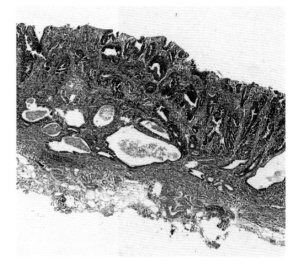

图 3-2-13-10　病理所见

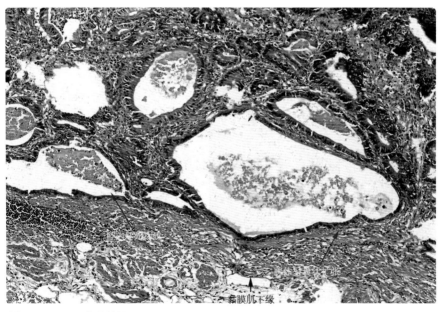

图 3-2-13-11　病理所见

病理诊断：（贲门）管状腺瘤伴高级别上皮内瘤变，局部癌变（高分化腺癌），pType 0-Ⅱa+0-Ⅱc，27 mm×20 mm，tub1，pT1a(M)，UL(-)，ly(0)，v(0)，pHM0，pVM0。

▶ 随访所见

术后6个半月随访所见

贲门左后侧壁黏膜纠集，表面2枚止血夹存留，无糜烂、溃疡或出血，NBI+放大内镜示局部腺管无异常，未见异常血管（图3-2-13-12，图3-2-13-13）。

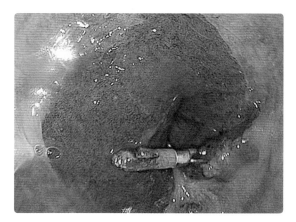

图3-2-13-12 术后6个半月随访所见

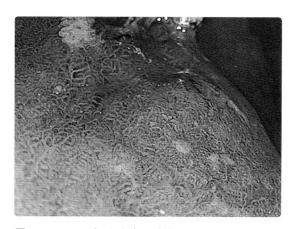

图3-2-13-13 术后6个半月随访所见

主　诉	反复上腹部胀闷2年余
病变部位	胃
巴黎分型	0-Ⅱc型
内镜诊断	贲门糜烂（性质待定）
内镜型号	EG-L590ZW（富士胶片）

性别：男
年龄：79岁

内镜所见

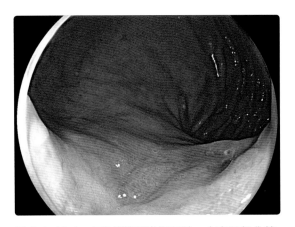

图 3-2-14-1 白光正镜见贲门后壁、小弯及部分前壁—浅表凹陷性病变，表面发红，上有少许白色分泌物，边界明显

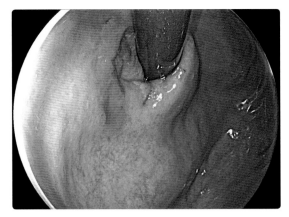

图 3-2-14-2 白光倒镜见贲门后壁、小弯及部分前壁—浅表凹陷性病变，表面发红，上有少许白色分泌物，边界明显

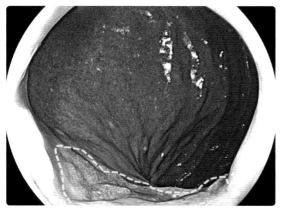

图 3-2-14-3　BLI-brt模式正镜观察病灶，边界可辨

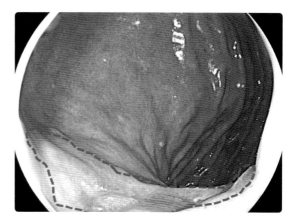

图 3-2-14-4　LCI正面观察病灶，黏膜表面颜色强化

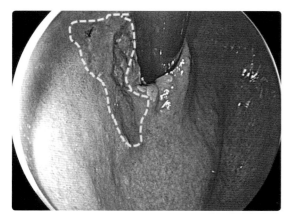

图 3-2-14-5　白光倒镜观察病变轮廓和边界黄色虚线标小了（口侧缘，镜身处）

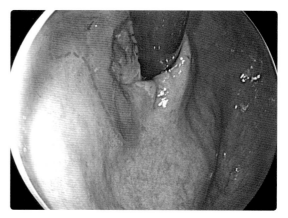

图 3-2-14-6　LCI观察病变边界更为清晰

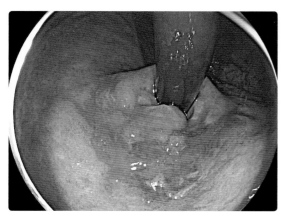

图 3-2-14-7　白光倒镜沿小弯侧可观察病变全貌，凹陷性，表面发红，中央有白色小结节样隆起，有边界

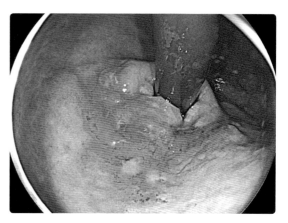

图 3-2-14-8　LCI观察可见病变黏膜呈紫红色，质地较脆

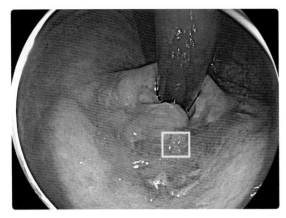

图 3-2-14-9　对黄色方框处放大观察，如图3-2-14-10 所示

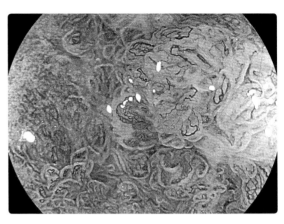

图 3-2-14-10　BLI+ME示腺体呈乳头状结构，大小不一，形态各异、密度不同；微血管粗细不均、大部分呈网格状改变

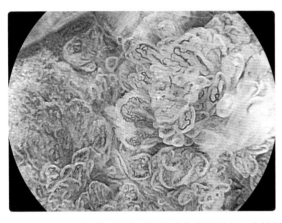

图 3-2-14-11　浸水后观察见部分腺体明显融合，血管网有中断

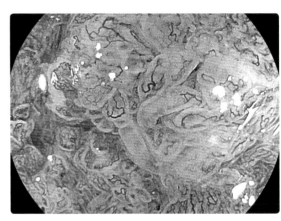

图 3-2-14-12　局部贴近放大观察，可见病变部位黏膜腺管结构粗大、紊乱，部分有融合，血管增粗、迂曲

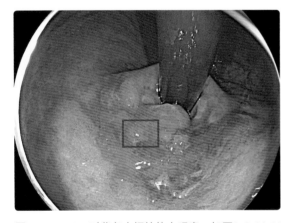

图 3-2-14-13　对紫色方框处放大观察，如图3-2-14-14 所示

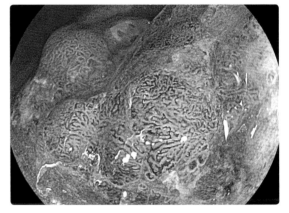

图 3-2-14-14　BLI+ME示病灶中央小结节样隆处腺体增大，密集血管结构似呈网格状

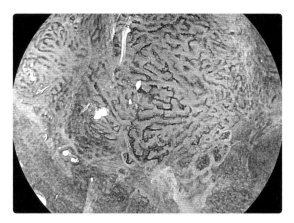

图 3-2-14-15　血管网呈不规则

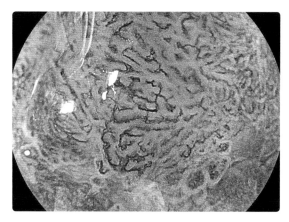

图 3-2-14-16　腺体融合，大小不一，融合腺体中可见微血管呈网格状，个别有中断

❯ 大体标本与内镜放大、病理对照图

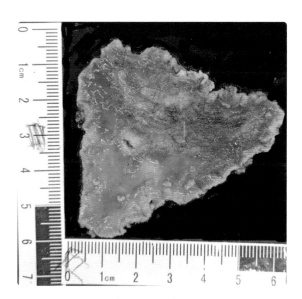

图 3-2-14-17　ESD术后大体标本，见病变部位呈凹陷，边界清晰

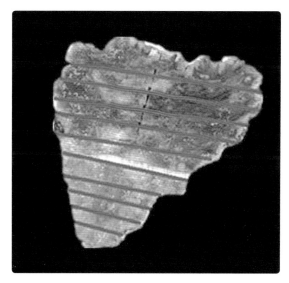

图 3-2-14-18　大体标本

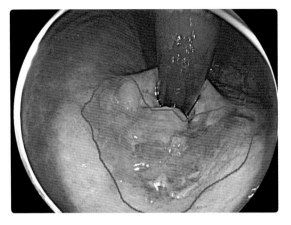

图 3-2-14-19　内镜图

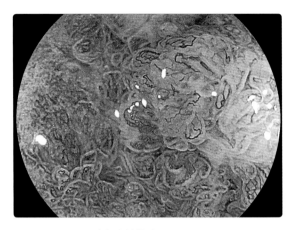

图 3-2-14-20　对应内镜放大图

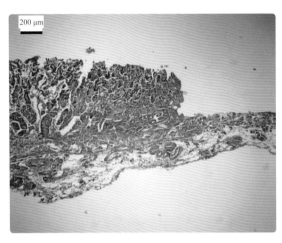

图 3-2-14-21　病理所见

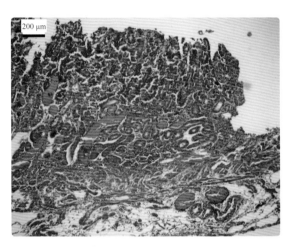

图 3-2-14-22　病理所见

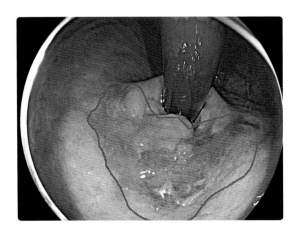

图 3-2-14-23　内镜图

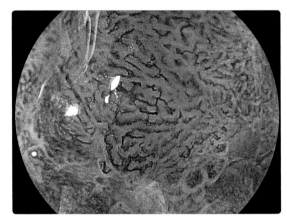

图 3-2-14-24　内镜放大图

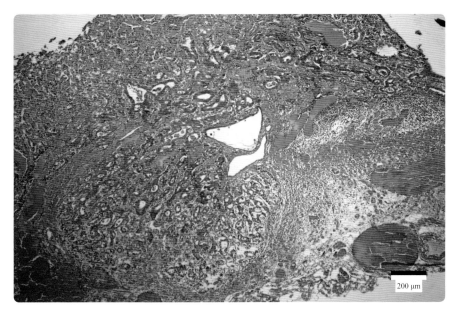

图 3-2-14-25　病理所见

▶ 病理所见

镜下可见黏膜腺体正常结构消失，大部分肿瘤呈不规则腺管状排列，边缘部分区域少数肿瘤细胞呈筛状或梁索状向周边浸润生长；细胞核大、异型明显，侵及黏膜下层，深度超过500 μm，建议患者追加手术（图3-2-14-26）。

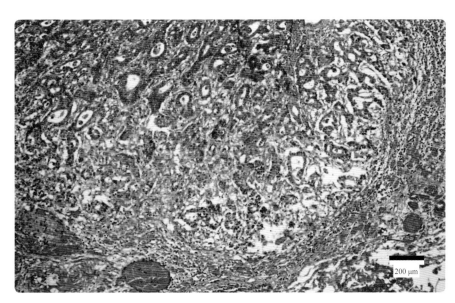

图 3-2-14-26　病理所见

病理诊断：贲门腺癌：tub1 > tub2，T1(SM2)(950 μm，tub2)，ly0，v0，LM(-)，VM(-)，Ⅱc，19 mm × 40 mm。

〉专家点评

施新岗教授：本例贲门部病变范围较大，并且表面有小结节状隆起，组织质地较脆，仅从白光结合LCI模式观察病变形态，基本确定其性质为肿瘤性病变，而进一步的放大观察可确定病变可能为腺癌，组织切片局部可见少量低分化的成分，但从整体来考虑，该病变病理诊断应为高至中分化腺癌。对于这样的病变，诊断并不困难，需要注意的是治疗方式的选择，术前精查有助于确定治疗方案，对于这样浸润深度较深的病灶可以直接选择手术治疗，但考虑到患者的实际情况和意愿，选择ESD治疗，需密切随访。

病例 15　0-Ⅱb型

主　诉	反复上腹部不适半年
病变部位	胃
巴黎分型	0-Ⅱb型
内镜诊断	胃角糜烂
内镜型号	EG-L590ZW（富士胶片）

性别：女
年龄：42岁

> **内镜所见**

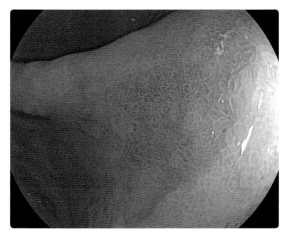

图 3-2-15-1　白光观察可见胃角部后壁有一处黏膜糜烂，边界不清

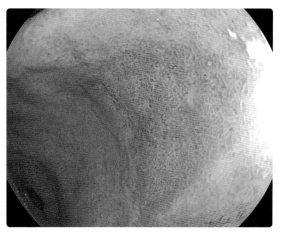

图 3-2-15-2　转换为LCI模式可见病变部位黏膜呈紫红色，中央有发白区域，边界清晰

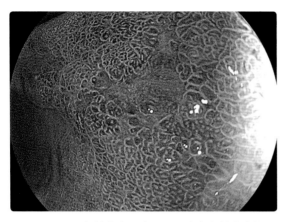

图 3-2-15-3 低倍放大观察，可见病变部位中央部分腺管结构消失，血管缺失，周围腺管结构紊乱，部分腺管增粗

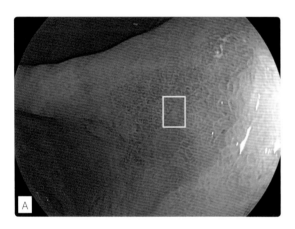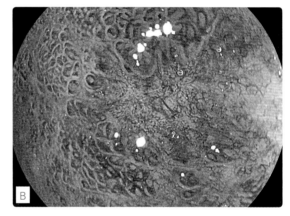

图 3-2-15-4 黄色方框（A）进行放大观察可见病变部位腺管结构消失，血管呈不规则走形，有中断、消失（B）

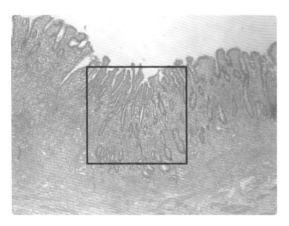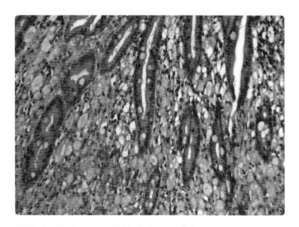

图 3-2-15-5 病理所见（外科手术）　　　　　　**图 3-2-15-6** 病理所见（外科手术）

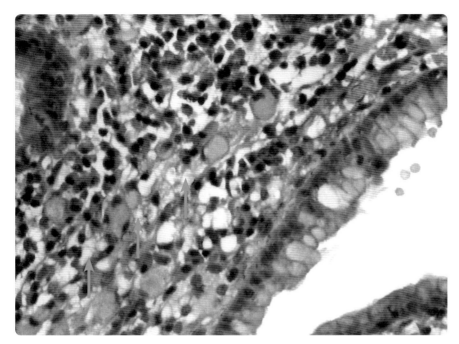

图 3-2-15-7 病理所见

> 病理所见

　　该例病变非常隐匿，低倍镜下见胃黏膜上皮及腺体结构基本正常，腺管之间距离稍增宽。高倍镜下见正常的腺体之间成片及散在粉红色细胞，圆形，胞质丰富、富含黏液，核偏位呈"印戒"样。肿瘤细胞在固有层内浸润生长，脉管内未见明显癌栓，黏膜下层、四周及基底切缘未见癌细胞浸润。

　　病理诊断：（胃角）印戒细胞癌（黏膜内癌）。

病例 16　0-Ⅱa型

主　　诉	体检发现贲门糜烂半月
病变部位	胃
巴黎分型	0-Ⅱa型
内镜诊断	贲门糜烂
内镜型号	EG-L590ZW（富士胶片）

性别：男
年龄：61岁

▶ 内镜所见与病理对照图

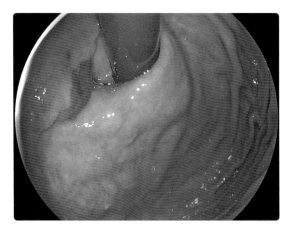

图 3-2-16-1　白光倒镜观察可见贲门后壁黏膜片状发红，微隆起，界线清晰

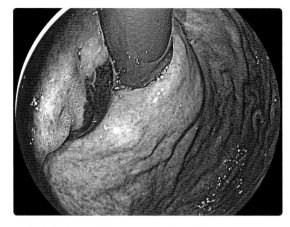

图 3-2-16-2　FICE观察病变部位颜色明显加深

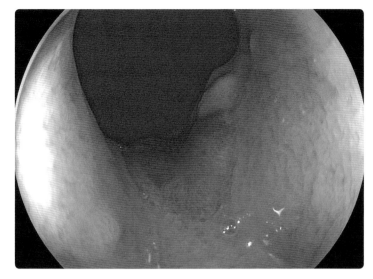

图 3-2-16-3　白光正镜观察见病变口侧端黏膜隆起，表面发红，有边界

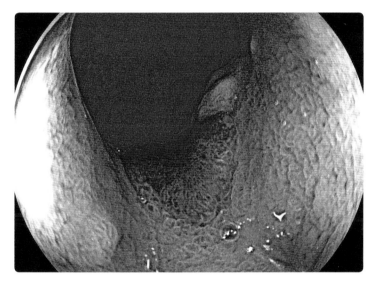

图 3-2-16-4　FICE正镜观察贲门部病变，仅可见口侧端边界清晰

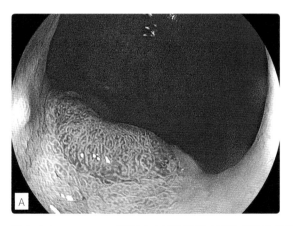
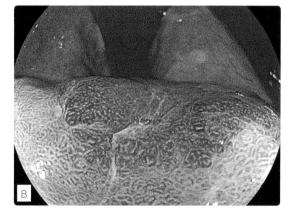

图 3-2-16-5　BLI+ME观察病变部位黏膜表面腺管结构增粗、密集，微血管走形呈网状（A、B）

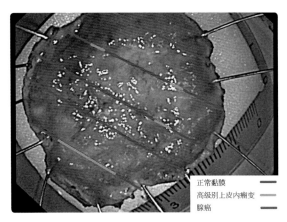

正常黏膜 ▬▬
高级别上皮内瘤变 ▬▬
腺癌 ▬▬

图 3-2-16-6 ESD术后大体标本

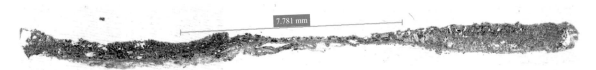

7.781 mm

图 3-2-16-7 病理所见

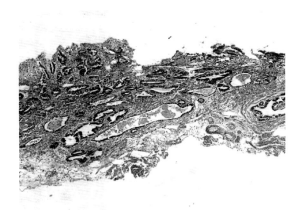

图 3-2-16-8 病理所见

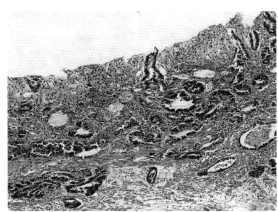

图 3-2-16-9 病理所见

> **病理所见**

    ESD组织可见异型腺体，呈大小不一的不规则管状结构，管腔扭曲，走向紊乱，部分管腔扩张，腔内可见坏死物；肿瘤细胞呈立方形，核大、深染，极性消失，胞核大小不一，核质比明显增大，间质为结缔组织增生伴慢性炎细胞浸润。肿瘤浸润至黏膜下层，紧邻基底切缘（约30 μm）见癌组织，周边切缘未见异型腺体，脉管内未见明显瘤栓（图3-2-16-7，图3-2-16-8，图3-2-16-9）。

病理诊断：（贲门）黏膜上皮腺瘤样增生伴高级别上皮内瘤变，局部癌变（高分化腺癌），pType 0-Ⅱc，26 mm × 26 mm，tub1，pT1a(M)，UL(-)，ly(0)，v(0)，pHM0，pVM1。

> 随访所见

术后3个月随访所见

贲门右侧壁可见白色瘢痕和一枚止血夹残留（图3-2-16-10）。

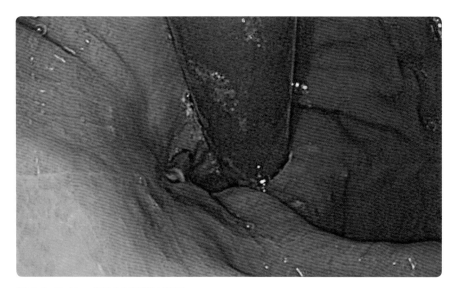

图 3-2-16-10 术后3个月随访所见

病例 17　0-Ⅱa+Ⅱc型

性别：男
年龄：72岁

主　诉	胃癌术后半年
病变部位	胃
巴黎分型	0-Ⅱa+Ⅱc型
内镜诊断	贲门糜烂
内镜型号	EG-L590ZW（富士胶片）

> **内镜所见**

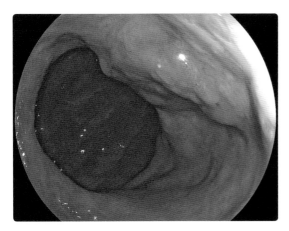 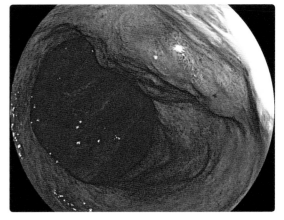

图 3-2-17-1　白光下见贲门小弯有一隆起性病灶，表面有小结节样改变

图 3-2-17-2　FICE下可见贲门部后壁有一隆起性病变，表面粗糙不平，边界清晰

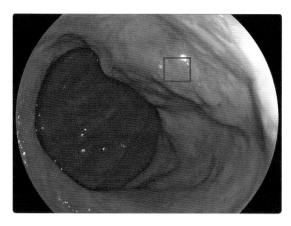

图 3-2-17-3　红色方框处进行放大观察，如图3-2-17-4
所示

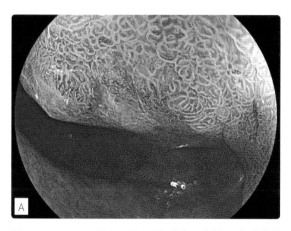

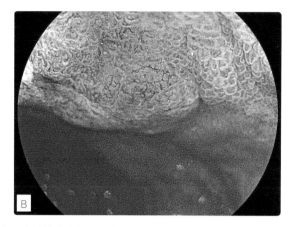

图 3-2-17-4　BLI放大可见病变部位与口侧缘正常黏膜分界清，病灶处腺管部分缺失，微血管走形局部中断；在结节
样隆起处腺管及微血管排列明显密集

❯ 大体标本与内镜放大、病理对照图

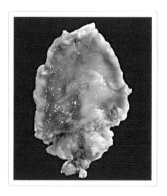

图 3-2-17-5　ESD术后大体标
本，病灶呈表浅隆起

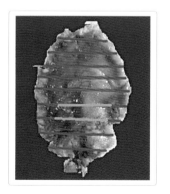

图 3-2-17-6　病理复原图

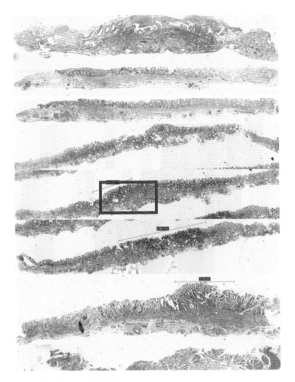

图 3-2-17-7 病理图

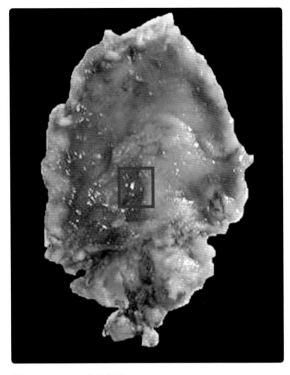

图 3-2-17-8 病理标本

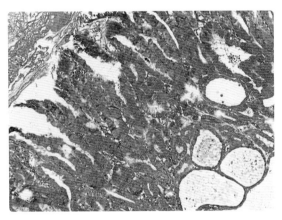

图 3-2-17-9 对应病理放大图

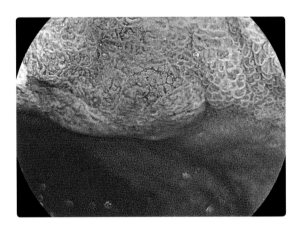

图 3-2-17-10 内镜放大图

肿瘤组织呈绒毛状、大小不一的不规则管状结构，管腔扭曲；肿瘤细胞呈立方形，核大，圆形或卵圆形，核仁明显，核质比增大，胞质嗜酸性。部分区域腺管密集呈"背靠背"现象（↑），部分管腔扩张，腔内可见坏死物。间质为结缔组织增生伴慢性炎细胞浸润，黏膜深层见少量黏液腺，腺上皮无异型性，周边黏膜肠化。肿瘤局限于固有层，黏膜肌层完整，黏膜下层、基底切缘及周边切缘未见异型腺体，脉管内未见明显瘤栓（图3-2-17-11）。

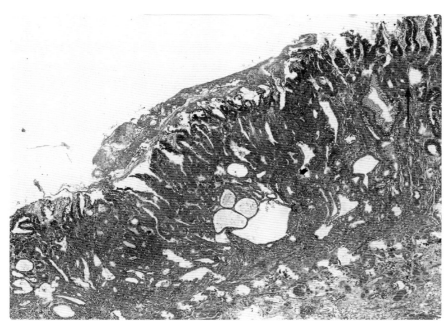

图 3-2-17-11 病理所见

病理诊断：（贲门）黏膜腺瘤样增生伴高级别上皮内瘤变，局部癌变（高分化腺癌），pType 0- IIa，30 mm × 40 mm，tub1，pT1a(M)，UL(-)，ly(0)，v(0)，pHM0，pVM0。

主　诉	反酸，烧心1周
病变部位	胃
巴黎分型	0-Ⅱb型
内镜诊断	贲门糜烂
内镜型号	EG-L590ZW（富士胶片）

性别：男
年龄：83岁

▶ 内镜所见

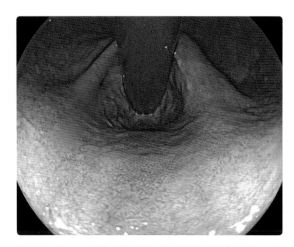

图 3-2-18-1　白光倒镜观察，可见贲门部小弯侧一处黏膜发红

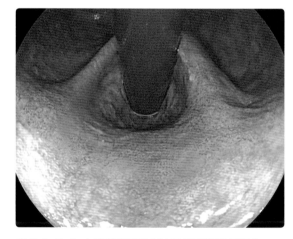

图 3-2-18-2　LCI观察可见病灶局部黏膜颜色强化

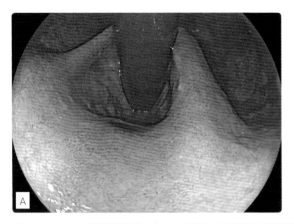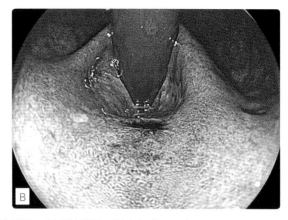

图 3-2-18-3　略微调整观察角度，可见病灶靠近贲门侧稍有凹陷，且质地较脆，易出血（A、B）

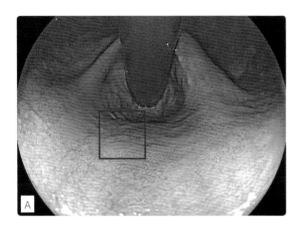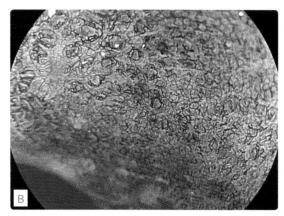

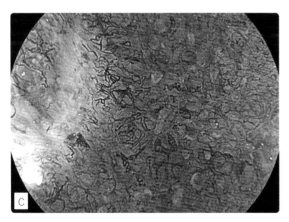

图 3-2-18-4　红色方框处进行放大观察，可见病灶与正常黏膜分界清，病变部位腺管开口显示不清，但微血管明显迂曲，呈非网格样，排列密集（A～C）

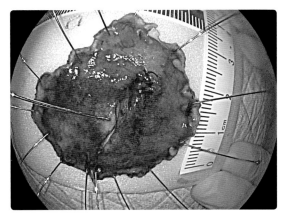

图 3-2-18-5 术后病理大体标本

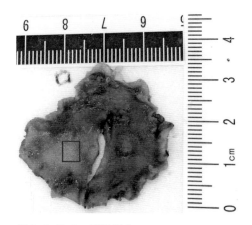

图 3-2-18-6 病理标本

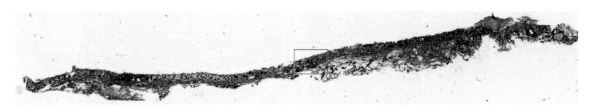

图 3-2-18-7 病理所见

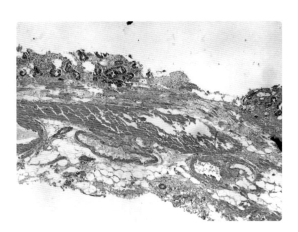

图 3-2-18-8 病理所见

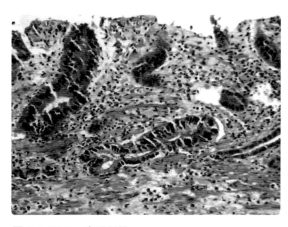

图 3-2-18-9 病理所见

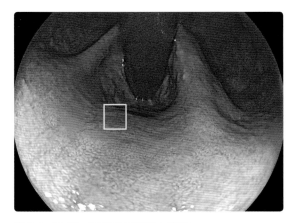

图 3-2-18-10　对框内组织放大观察

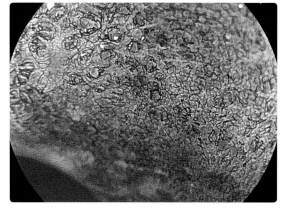

图 3-2-18-11　内镜放大图

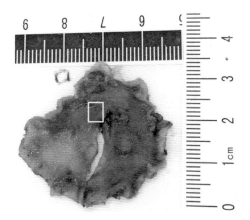

图 3-2-18-12　对框内标本观察

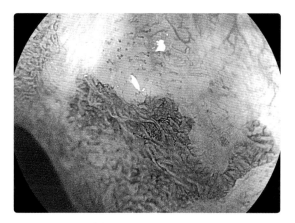

图 3-2-18-13　内镜图

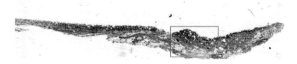

图 3-2-18-14　病理所见

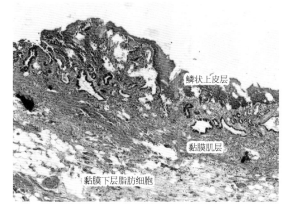

鳞状上皮层

黏膜肌层

黏膜下层脂肪细胞

图 3-2-18-15　病理所见

病理医生A会诊意见

ESD组织可见异型腺体，呈不规则管状结构，大小不一，走向紊乱，浸润至食管侧鳞状上皮下方固有层，深部肿瘤腺腔轻度扩张；肿瘤细胞呈立方形，核大、深染，排列紊乱，胞质呈嗜酸性；间质为结缔组织增生伴慢性炎细胞浸润，脉管内未见明显瘤栓；黏膜下层，基底及周边切缘未见异型腺体。

> **病理医生A诊断：** 贲门部鳞癌，pType 0- Ⅱc，40 mm×35 mm，tub1，pT1a(M)，UL(-)，ly(0)，v(0)，pHM0，pVM0。

病理医生B会诊意见

增生的腺体管腔轻度不规则，部分腺腔轻度扩张，内见潴留的分泌物及炎细胞；高倍镜见肿瘤细胞柱状，核细长杆状、深染，垂直基底膜排列，极性存在，少数胞核排列高低不齐，甚至达胞质顶端，胞质呈嗜酸性；病变位于贲门鳞状上皮与柱状上皮交界处，黏膜糜烂伴活动性炎症。黏膜下层，基底及周边切缘未见异型腺体（图3-2-18-16，图3-2-18-17）。

> **病理医生B诊断：** （贲门）黏膜上皮腺瘤样增生伴局灶高级别上皮内瘤变，pType 0- Ⅱc，38 mm×35 mm，tub1，pT1a(M)，UL(-)，ly(0)，v(0)，pHM0，pVM0。

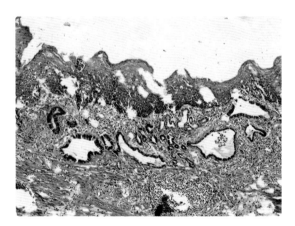

图 3-2-18-16　病理所见

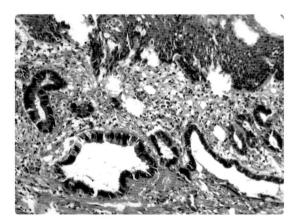

图 3-2-18-17　病理所见

　　刘志国教授：图3-2-18-1内镜下边界不够明显，呈逐渐改变，考虑癌的可能性不大，图3-2-18-4B、图3-2-18-4C部分显示口侧跟前面位置不一，可能是齿状线附近，在有GERD的情况下难以区分炎症与肿瘤性病变，需要显示边界；病理复原图没有显示病变的位置；图3-2-18-8、图3-2-18-9显示了浸润到黏膜肌层的肿瘤，但从黏膜表面看不到异型腺体，所以BLI下观察可以是没有表现的；病变炎症重，不能除外反应性损伤修复改变，但应该不考虑低级别瘤变，如果不是炎症就是癌。图3-2-18-11高度提示肿瘤；图3-2-18-17显示鳞状细胞层下似乎可以见到异型扩张的腺体，如果考虑癌的话那可能是BE相关腺癌。

主　诉	中上腹不适1年
病变部位	胃
巴黎分型	0-Ⅱc型
内镜诊断	贲门部糜烂
内镜型号	EG-L590ZW（富士胶片）

性别：男
年龄：61岁

▶ 胃体上部病变内镜所见

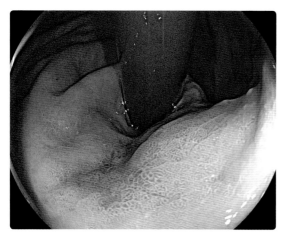

图 3-2-19-1　贲门部可见一浅表凹陷性病灶，表面黏膜发红，边界清晰

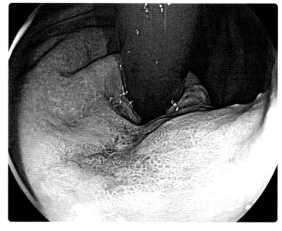

图 3-2-19-2　BLI-brt观察可见病灶边界清，0-Ⅱc型

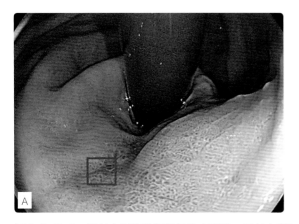
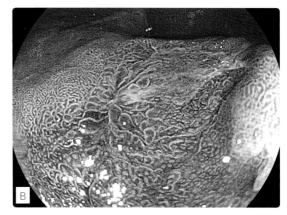

图 3-2-19-3　红色方框处进行低倍放大观察：可见左侧与正常黏膜边界清楚，病灶腺体结构粗大，有融合，微血管密集（A、B）

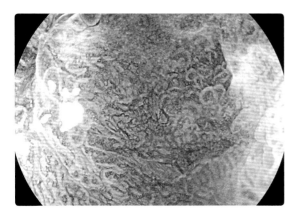

图 3-2-19-4　BLI+ME：局部进行高倍放大观察示黏膜血管网不规则、迂曲

> **胃体上部病变大体标本与内镜放大、病理对照图**

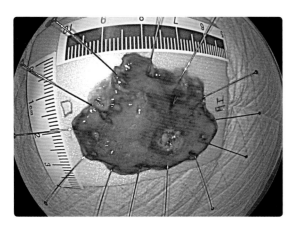

图 3-2-19-5　术后大体病理标本

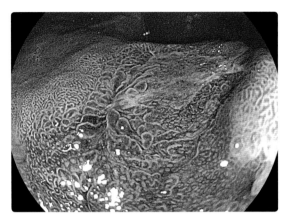

图 3-2-19-6　内镜放大图

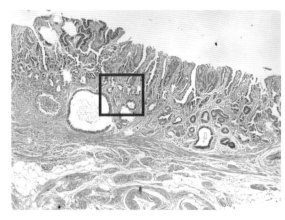

图 3-2-19-7　病理所见

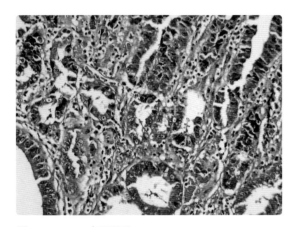

图 3-2-19-8　病理所见

❯ 胃体上部病变病理所见

肿瘤组织呈乳头状、不规则管状结构，深部少数腺腔轻度扩张，内见分泌物潴留；肿瘤细胞呈立方形或矮柱状，核增大、圆形，核仁明显，核质比高，胞质呈嗜酸性，间质为结缔组织增生伴慢性炎细胞浸润，可见淋巴滤泡形成。黏膜下层，基底及周边切缘未见异型腺体（图 3-2-19-8）。

> **病理诊断**：胃体上部管状腺瘤伴高级别上皮内瘤变，pType 0-Ⅱc，
> 30 mm × 40 mm，tub1，pT1a(M)，UL(-)，ly(0)，v(0)，pHM0，pVM0。

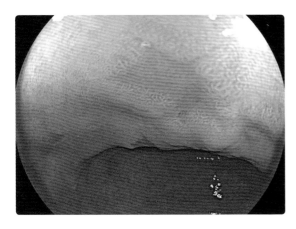

图 3-2-19-9　另一病灶位于胃体下部小弯侧，可见病灶中央有发红，边界清晰

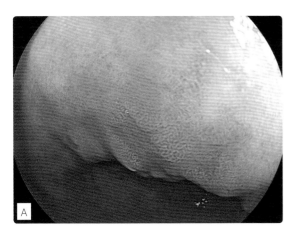

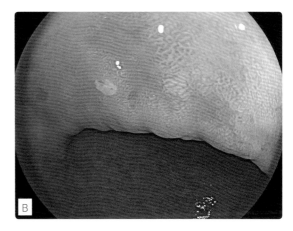

图 3-2-19-10　LCI观察可见病变部位黏膜呈紫红色，周围正常黏膜呈粉红色（A、B）

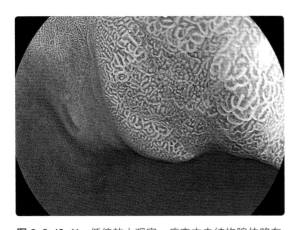

图 3-2-19-11　低倍放大观察，病变中央结构腺体略有萎缩，但微结构形态尚规则

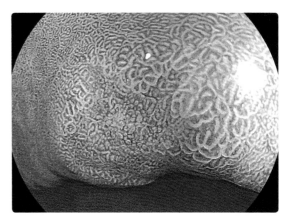

图 3-2-19-12　近距离放大观察，可见血管网呈网格状

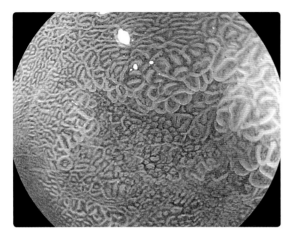

图 3-2-19-13　Ⅱa+Ⅱc型病变，凹陷中央血管呈网格状，腺管结构萎缩，边界清楚

> **胃角部病变大体标本与内镜放大、病理对照图**

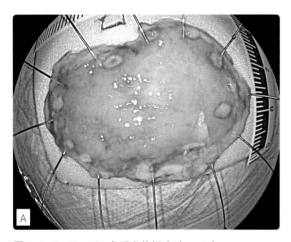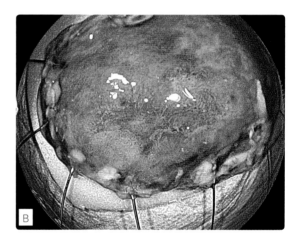

图 3-2-19-14　ESD术后大体标本（A、B）

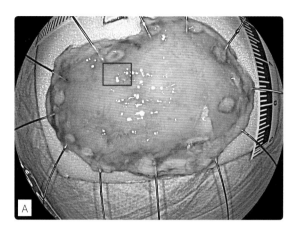

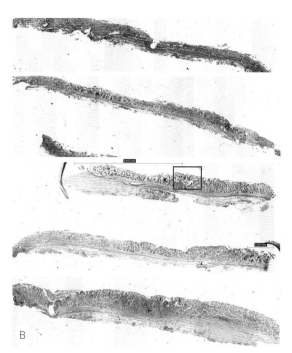

图 3-2-19-15 病理标本与对应病理图（A、B）

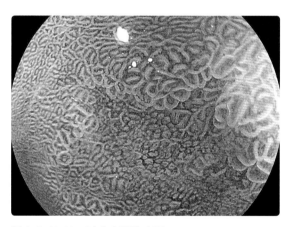

图 3-2-19-16 对应内镜放大图

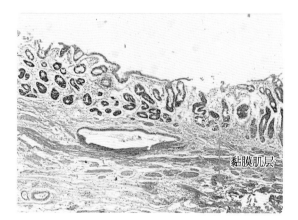

图 3-2-19-17 病理所见

> **胃角部病变的病理所见**

　　ESD 组织可见腺体呈管状结构，管腔轻度扭曲；肿瘤细胞呈柱状，核呈纺锤状，深染，极性存在，排列于基底部，不超过细胞高度的 1/2，胞质嗜酸性，周边部分腺管内衬少量杯状细胞，黏膜下层、基底切缘及周边切缘未见异型腺体（图 3-2-19-17）。

胃角部病变的病理诊断： 胃角部黏膜腺瘤样增生伴局灶低级别上皮内瘤变，pType 0–Ⅱc，35 mm × 25 mm，tub1，pT1a(M)，UL(−)，ly(0)，v(0)，pHM0，pVM0。

› 随访所见

术后2个月随访所见

胃体上部小弯侧及胃角各见一红色瘢痕，未见异常血管（图 3-2-19-18，图 3-2-19-19，图 3-2-19-20 ）。

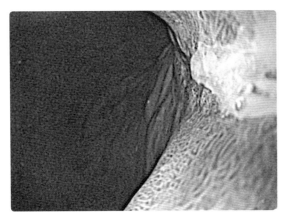

图 3-2-19-18 术后2个月随访所见

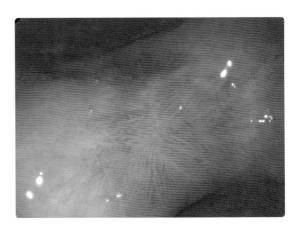

图 3-2-19-19 术后2个月随访所见

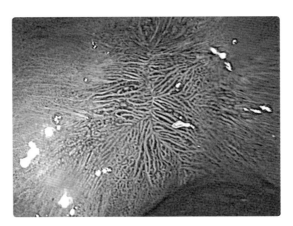

图 3-2-19-20 术后2个月随访所见

主 诉	发现"贲门早癌"10天
病变部位	胃
巴黎分型	0−Ⅱc型
内镜诊断	贲门部早癌
内镜型号	EG-L590ZW（富士胶片）

性别：男
年龄：63岁

▷ **内镜所见与病理对照图**

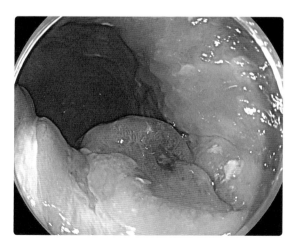

图 3-2-20-1 白光观察可见食管左侧壁黏膜糜烂，发红，贲门部黏膜水肿

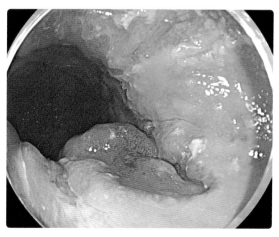

图 3-2-20-2 LCI模式观察可见病灶中央颜色呈紫红色

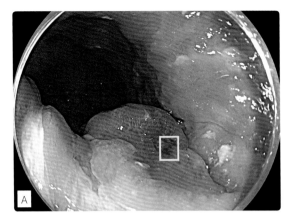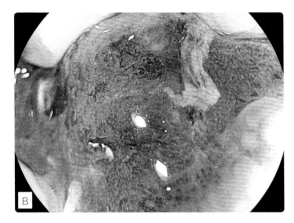

图 3-2-20-3 黄色方框处放大，见病变部位微结构欠清晰，局部可见异常微血管（A、B）

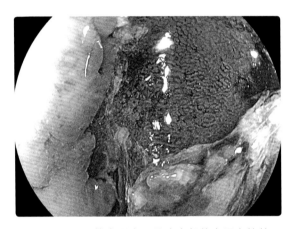

图 3-2-20-4 放大观察可见病变部位表面血管纹理紊乱，黏液清除后可见血管结构呈网格状，腺管结构紊乱

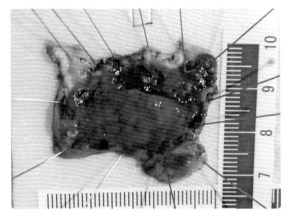

图 3-2-20-5 ESD术后大体标本

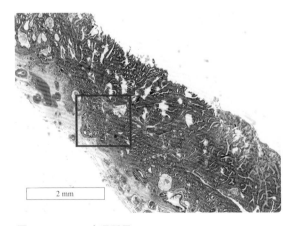

图 3-2-20-6 病理所见

ESD 标本见肿瘤组织呈不规则腺管状排列，部分腺腔扭曲、分支，部分腺腔扩张，腔内可见坏死物，部分腺管排列密集，见"背靠背"或"共壁"结构。肿瘤细胞呈立方形，核圆形，极性消失，核大，核仁明显，胞质少。肿瘤组织浸润破坏黏膜肌层，脉管未见明确癌栓，黏膜下层、周边及基底切缘未见癌组织（图 3-2-20-7）。

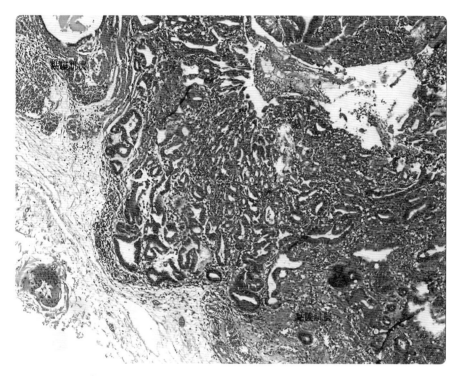

黏膜肌层

黏膜肌层

图 3-2-20-7 病理所见

病理诊断：（贲门）管状腺瘤伴高级别上皮内瘤变，部分癌变（高分化腺癌）。

主　　诉	反复上腹部不适20余年，加重6个月
病变部位	胃
巴黎分型	0-Ⅱb型
内镜诊断	胃体糜烂
内镜型号	EG-L590ZW（富士胶片）

性别：男
年龄：68岁

▶ 内镜所见与大体标本

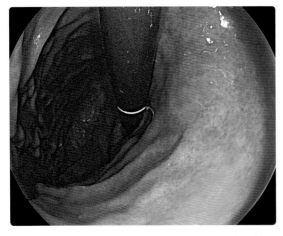

图 3-2-21-1　白光观察可见胃体上部小弯侧有一处黏膜发红，周围黏膜正常

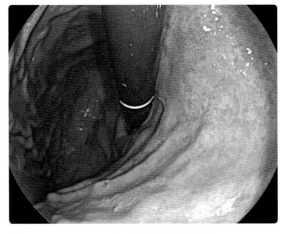

图 3-2-21-2　LCI观察可见病灶边界清晰

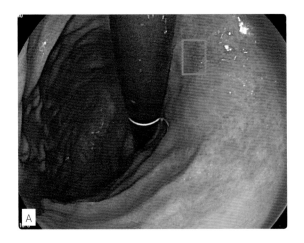

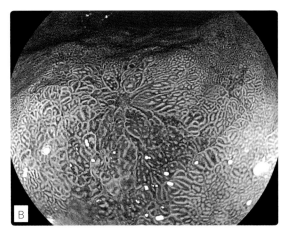

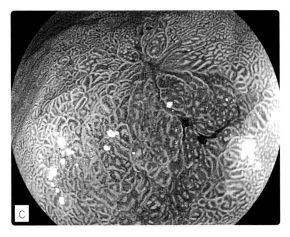

图 3-2-21-3　蓝色方框进行放大观察：病变BLI放大观察可见表面腺管粗大、排列密集，有活检瘢痕，但未见明显新生血管

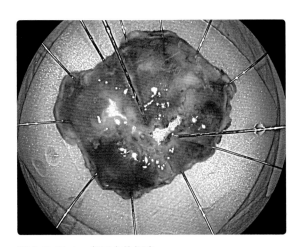

图 3-2-21-4　术后大体标本

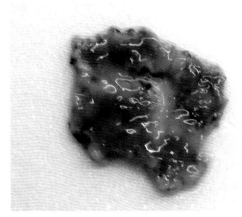

图 3-2-21-5　术后大体标本

胃黏膜变薄，固有腺体排列略稀疏，上皮呈柱状，胞质富含黏液，核位于基底，无异型，上皮间可见较多杯状细胞。间质纤维组织增生，中等量淋巴细胞及少量中性粒细胞浸润（图 3-2-21-6）。

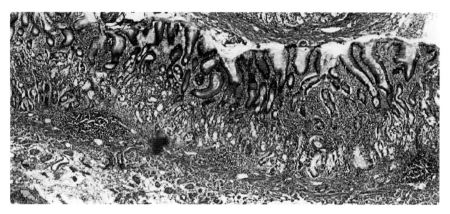

图 3-2-21-6 病理所见

病理诊断：胃体轻度慢性萎缩性胃炎伴轻度活动、中度肠化生。

病例 22　0-Ⅱa+Ⅱc型

主　诉	体检发现早癌3天
病变部位	胃
巴黎分型	0-Ⅱa+Ⅱc 型
内镜诊断	胃窦早癌
内镜型号	EG-L590ZW（富士胶片）

性别：男
年龄：60岁

▶ 内镜所见

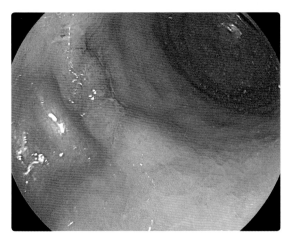

图 3-2-22-1　白光观察可见胃窦部大弯前壁有一处浅表凹陷型病灶

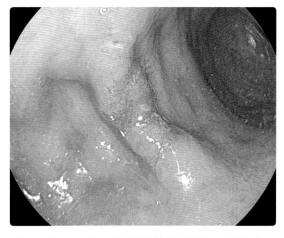

图 3-2-22-2　LCI观察可见病灶边界清晰，局部颜色发红

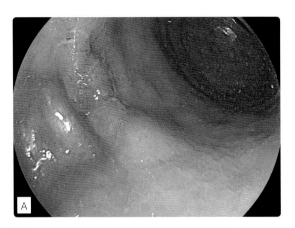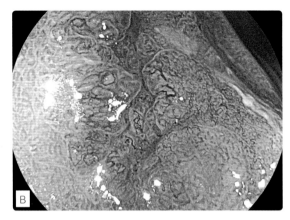

图 3-2-22-3 蓝色方框处进行局部放大观察：可见腺管明显增粗，有融合，为序贯迂曲，呈分支状，并可见明显的肿瘤血管

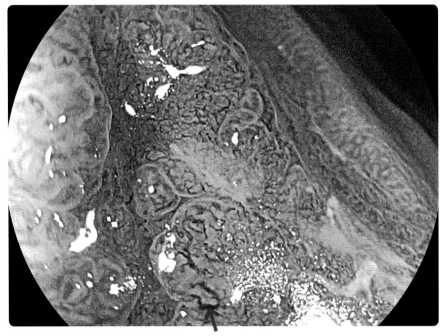

图 3-2-22-4 病变部位腺管结构紊乱，局部有融合，不排除是活检造成的瘢痕，并可见迂曲的新生血管，部分呈树枝状，红色箭头为较粗的新生血管

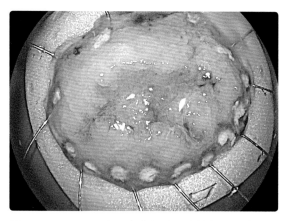

图 3-2-22-5　ESD术后大体标本：病灶为凹陷性，边界清

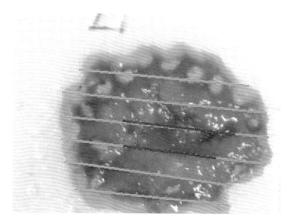

图 3-2-22-6　病理复原图：红色线代表腺癌区域

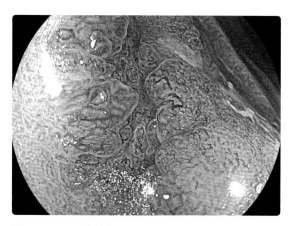

图 3-2-22-7　内镜复原图

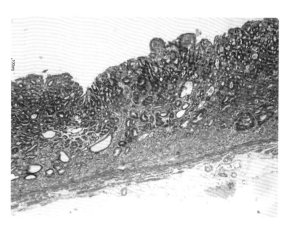

图 3-2-22-8　病理所见

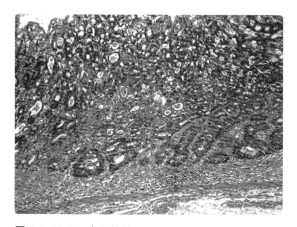

图 3-2-22-9　病理所见

病理所见

　　ESD 组织内见固有黏膜腺体消失，肿瘤组织呈小管状、筛状排列，在固有层内浸润生长。部分管腔内见坏死物。肿瘤细胞呈立方形，核大、深染，异型明显，核分裂象多见。间质纤维组织增生。黏膜肌层完整，黏膜下层、周边及基底切缘未见癌组织（图 3-2-22-8，图 3-2-22-9）。

> **病理诊断：** 胃窦部中分化腺癌（黏膜内癌），pType 0- IIc，30 mm × 25 mm，tub2，pT1a(M)，UL(-)，ly(0)，v(0)，pHM0，pVM0。

随访所见

术后2个月随访所见

　　于胃窦大弯处可见一红色凹陷上覆少许黏液，大小约 2 cm × 1 cm，呈不规则形，周边黏膜纠集（图 3-2-22-10，图 3-2-22-11）。

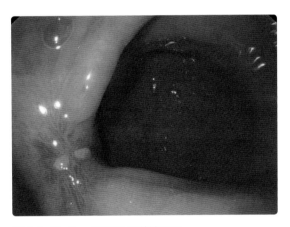

图 3-2-22-10　术后2个月随访所见

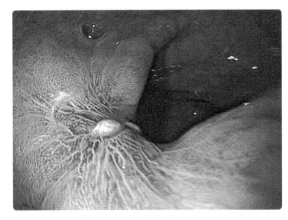

图 3-2-22-11　术后2个月随访所见

术后9个半月随访所见

　　于胃窦大弯处可见一红色凹陷，周边黏膜充血及粗糙，大小约 1.8 cm × 1.0 cm，呈不规则形，周边黏膜纠集（图 3-2-22-12，图 3-2-22-13）。

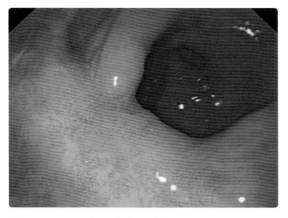

图 3-2-22-12　术后9个半月随访所见

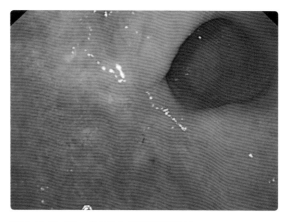

图 3-2-22-13　术后9个半月随访所见

术后13个月随访所见

　　胃窦部大弯侧可见 ESD 术后瘢痕，周围黏膜纠集，予 BLI 放大观察可见瘢痕表面血管纹理尚可 [图 3-2-22-14（A ～ D）]。

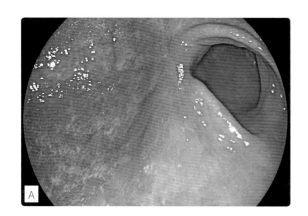

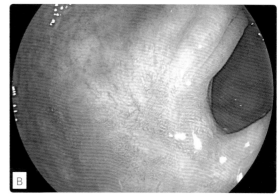

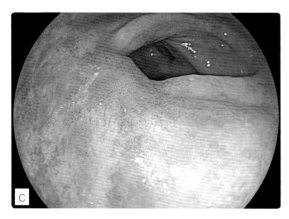

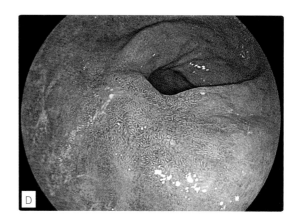

图 3-2-22-14　术后13个月随访所见（A～D）

病例 23　0−Ⅱa+Ⅱc型

主　诉	体检发现胃贲门部占位10天
病变部位	胃
巴黎分型	0−Ⅱa+Ⅱc型
内镜诊断	贲门糜烂
内镜型号	EG-L590ZW（富士胶片）

性别：男
年龄：61岁

▶ 内镜所见

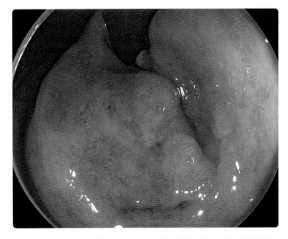

图 3-2-23-1　白光观察，病变为凹陷型，表面发红轮廓较清晰

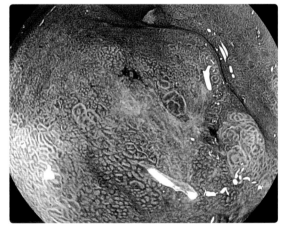

图 3-2-23-2　低倍放大观察，可见病变部位表面血管网，腺体大小不一

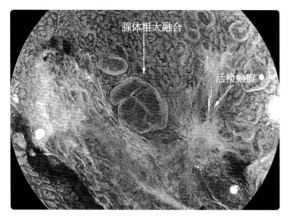

图 3-2-23-3 见腺体粗大融合，有活检瘢痕

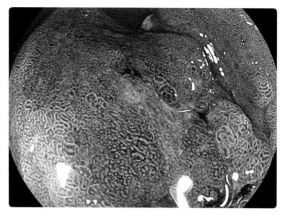

图 3-2-23-4 局部黏膜表面有黏液附着，影响观察，但去除黏液会损伤黏膜表面原有结构

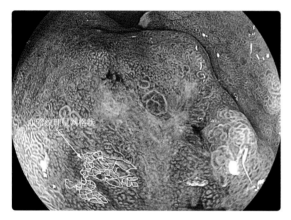

图 3-2-23-5 可见网格状血管，病灶可能为分化型腺癌

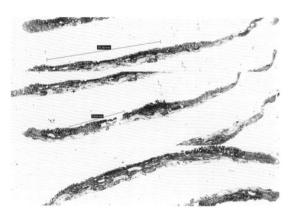

图 3-2-23-7 病理所见

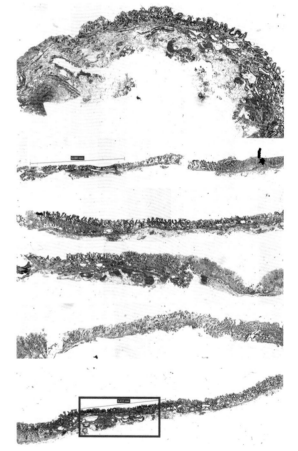

图 3-2-23-6 病理所见

　　ESD 组织可见异型腺体位于柱状上皮与鳞状上皮交界附近，呈不规则管状结构，腺体排列密集，腺腔形状不规则，可见上皮层次增多，向腔内呈乳头状突出；肿瘤细胞呈柱状或立方形，核大小不等，极性消失，部分达腺腔边缘，核深染，核仁明显，核分裂多见，胞质呈嗜酸性；间质为结缔组织增生伴慢性炎细胞浸润。脉管内未见明显瘤栓；黏膜肌层、黏膜下层，基底及周边切缘未见异型腺体。其他区域见深在性囊性胃炎病变（图 3-2-23-8），黏膜深层及黏膜下层可见黏液腺，部分腺体囊性扩张，腺上皮无异型性（图 3-2-23-9，图 3-2-23-10，图 3-2-23-11）。

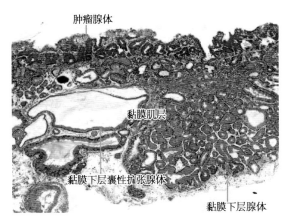

图 3-2-23-8　病理所见

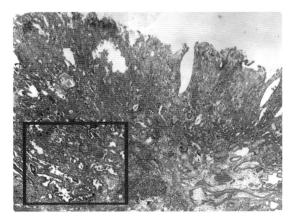

图 3-2-23-9　病理所见

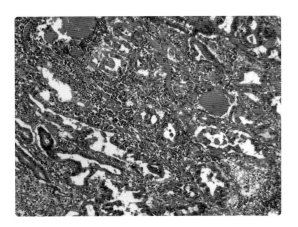

图 3-2-23-10　病理所见

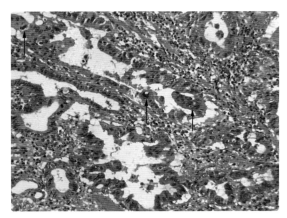

图 3-2-23-11　病理所见

病理诊断:(贲门)管状腺瘤伴高级别上皮内瘤变,局灶癌变(高分化腺癌);(贲门)深在性囊性胃炎;pType 0-Ⅱa+0-Ⅱc, 40 mm×90 mm, tub1, pT1a(M), UL(-), ly(0), v(0), pHM0, pVM0。

❯ 随访所见

术后1个半月随访所见

贲门部可见一白色瘢痕,周边黏膜纠集,管腔明显狭小,直径约1.0 cm,内镜通过困难(图 3-2-23-12,图 3-2-23-13)。

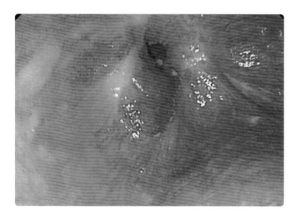

图 3-2-23-12 术后1个半月内镜所见

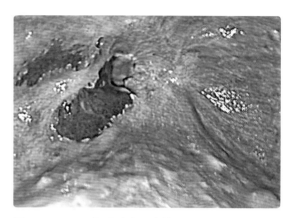

图 3-2-23-13 术后1个半月内镜所见

术后5个半月随访所见

贲门左侧黏膜充血,细颗粒样隆起,局部活检1块(图 3-2-23-14)。

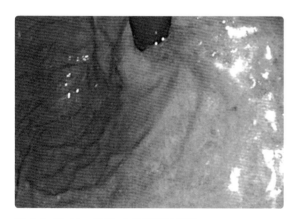

图 3-2-23-14 术后5个半月随访所见

术后15个月随访所见

于贲门小弯处可见黏膜稍隆起，表面糜烂，覆散在白苔，大小约 0.3 cm × 0.4 cm，周边黏膜充血水肿，外围可见白色瘢痕（图 3-2-23-15，图 3-2-23-16）。

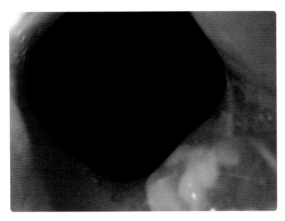

图 3-2-23-15　术后15个月随访所见

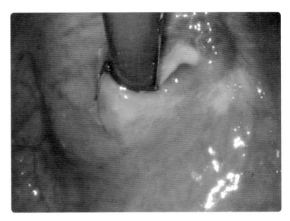

图 3-2-23-16　术后15个月随访所见

病例 24　0－Ⅱa＋Ⅱc型

性别：男
年龄：64岁

主　　诉	反复上腹痛1年
病变部位	胃
巴黎分型	0－Ⅱa＋Ⅱc型
内镜诊断	胃窦部糜烂（性质待定）
内镜型号	EG–L590ZW（富士胶片）

内镜所见

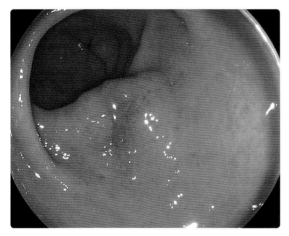

图 3-2-24-1　白光观察，胃窦部可见一处凹陷型病变，周围黏膜水肿明显，但未见有黏膜中断

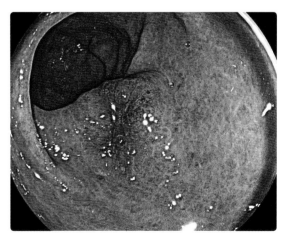

图 3-2-24-2　FICE观察可见凹陷中央出现颜色强化

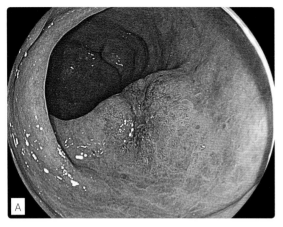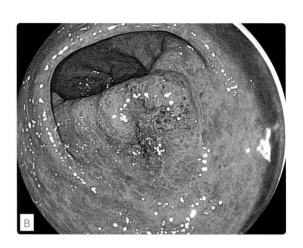

图 3-2-24-3 BLI-brt模式观察，病灶形态清晰（A、B）

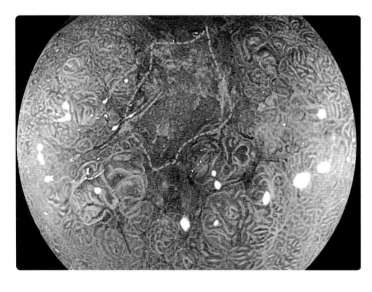

图 3-2-24-4 对红框区域进行放大观察

图 3-2-24-5 BLI放大观察可见凹陷部位表面腺管结构消失，血管纹理稀少，凹陷边缘腺管结构紊乱，局部粗大，边界清晰

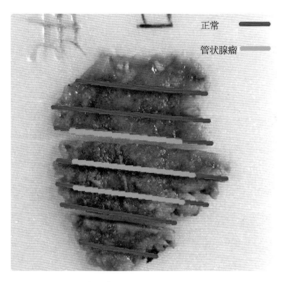

图 3-2-24-6　病理复原图

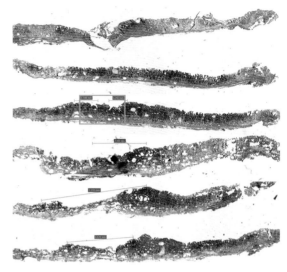

图 3-2-24-7　病理图

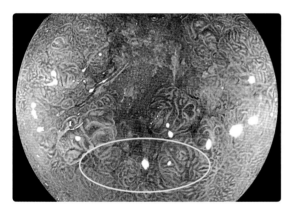

图 3-2-24-8　对应内镜放大图

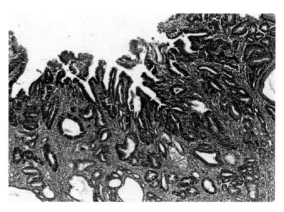

图 3-2-24-9　病理所见

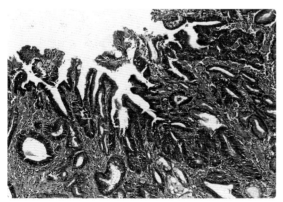

图 3-2-24-10　病理所见

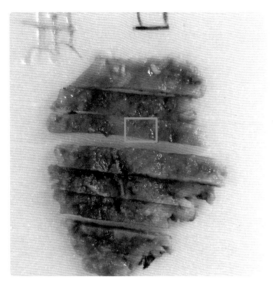

图 3-2-24-11 病理还原图

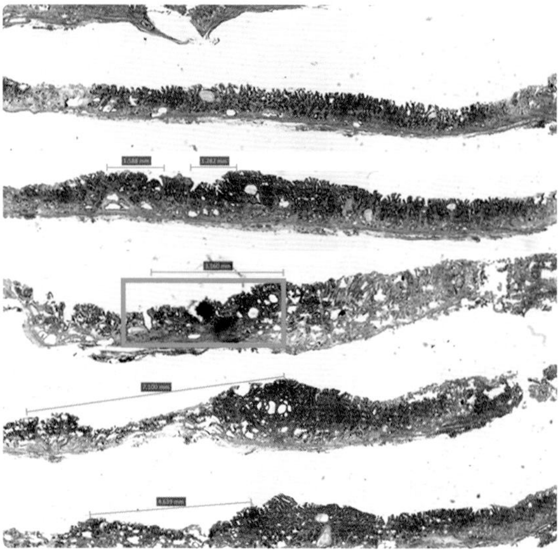

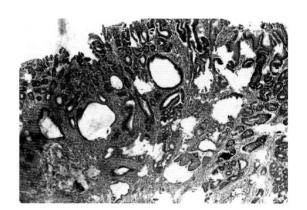

图 3-2-24-12 对应病理图

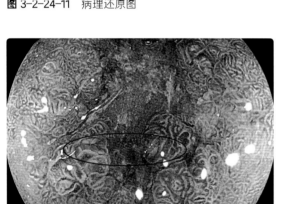

图 3-2-24-13 内镜放大图

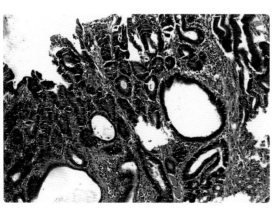

图 3-2-24-14 病理所见

图 3-2-24-15

ESD 组织可见异型腺体，位于黏膜中上层，呈绒毛状、管状结构，部分腺腔轻度不规则，部分管腔扩张，腔内有分泌物；肿瘤细胞呈柱状，核细长杆状，垂直基底膜排列（极性存在），核排列轻度不齐，但不超过胞质 1/2 高度；间质慢性炎细胞浸润，黏膜深层可见少量幽门腺。黏膜肌层完整，黏膜下层、基底及周边切缘未见异型腺体（图 3-2-24-14，图 3-2-24-15）。

> **病理诊断：**（胃窦部）管状腺瘤伴低级别上皮内瘤变，pType 0- Ⅱa+0-Ⅱc，30 mm × 30 mm，tub1，pT1a(M)，UL(–)，ly(0)，v(0)，pHM0，pVM0。

专家点评

刘志国教授：内镜诊断考虑肿瘤性病变，中央凹陷，可以是腺瘤的改变，但放大观察腺体异型程度很高，中央不清，如果不是既往活检造成的话考虑有癌变，中央腺管开口过小无法清晰显示，最好有醋酸染色看结构方能判断分化，但倾向于癌的诊断；图 3-2-24-7 中央部分组织非常薄，考虑对应病变中央凹陷改变，需要放大看到底是什么；图 3-2-24-9 从腺体和细胞的异型程度至少 HGIN 觉得应该考虑；病理诊断管状腺瘤和低级别瘤变是一个级别的病变，应该不用重复。

主　　诉	上腹部不适2年余
病变部位	胃
巴黎分型	0-Ⅱa+Ⅱc型
内镜诊断	胃体糜烂（性质待定）
内镜型号	EG-L590ZW（富士胶片）

性别：男
年龄：61岁

▷ 内镜所见

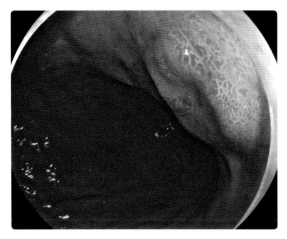 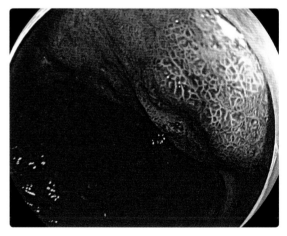

图 3-2-25-1　白光正镜观察，可见胃体下部小弯侧有一浅表隆起凹陷型病灶

图 3-2-25-2　可见胃体上部小弯侧有一隆起性病变，中央有凹陷，边界清晰

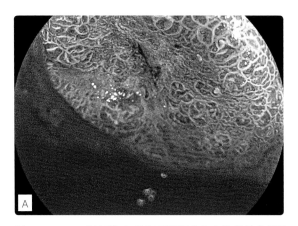
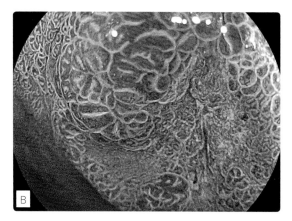

图 3-2-25-3　局部放大观察可见凹陷中央腺体结构萎缩，局部消失，而凹陷边缘，腺体结构粗大，排列密集，血管迂曲

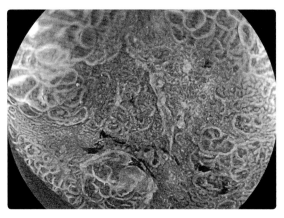

图 3-2-25-4　凹陷中央腺体结构明显萎缩，局部结构模糊

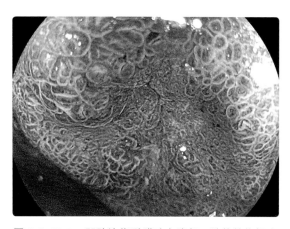

图 3-2-25-5　凹陷边缘黏膜略有隆起，腺体结构粗大

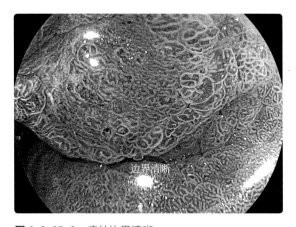

图 3-2-25-6　病灶边界清晰

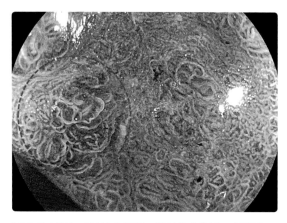

图 3-2-25-7　BLI 放大观察，腺体结构粗大，局部有中断、融合

病理所见

ESD 组织内见少数异型腺体，呈管状结构，位于黏膜中上层，部分腺腔轻度不规则，部分管腔扩张，腔内有分泌物；肿瘤细胞呈柱状，核细长杆状，位于基底部；间质慢性炎细胞浸润，黏膜肌层完整，黏膜下层、基底及周边切缘未见异型腺体（图 3-2-25-8，图 3-2-25-9）。

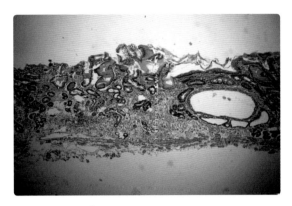

图 3-2-25-8　病理所见

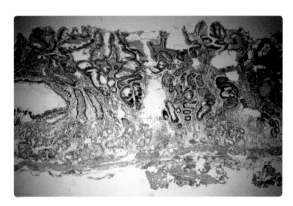

图 3-2-25-9　病理所见

> **病理诊断：**（胃角）黏膜上皮腺瘤样增生伴局部低级别上皮内瘤变，35 mm × 25 mm，pHM0，pVM0。

随访所见

术后2个半月随访所见

胃角小弯处可见一红色瘢痕，周边黏膜有纠集，上有止血夹数枚，NBI 示腺体结构尚规则（图 3-2-25-10 ～ 13）。

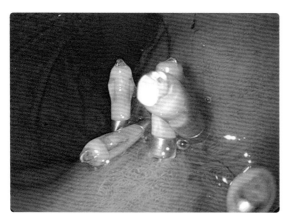

图 3-2-25-10　术后2个半月随访所见

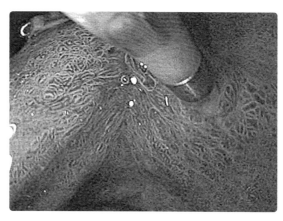

图 3-2-25-11　术后2个半月随访所见

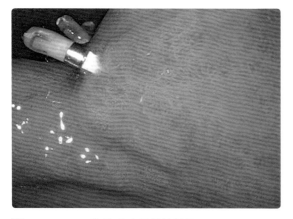

图 3-2-25-12　术后2个半月随访所见

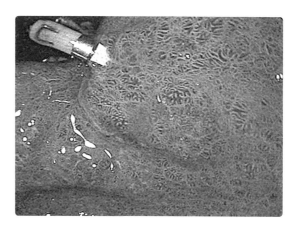

图 3-2-25-13　术后2个半月随访所见

术后1年随访所见

　　于胃角部可见一红色瘢痕，周边黏膜有纠集，可见有止血夹 5 枚，NBI 示腺体结构尚规则（图 3-2-25-14 ）。

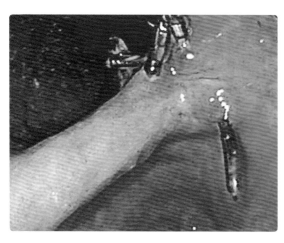

图 3-2-25-14　术后1年随访所见